福田式

がんに勝つケトン食スープ

銀座東京クリニック 院長
福田一典

スープ1杯に抗がんエキス凝縮!

河出書房新社

はじめに

がんから生還する人が増える一方で「家族や友人が、がんになった」「著名人が、がんで闘病中である」といった話題は、みなさんの身近なところにあると思います。

1981年に日本人の死因のトップになって以来、今もずっとその座にい続ける「がん」。「日本人の2人に1人が、がんになる」といわれる中で、がん＝死に至る病というイメージは、今も拭えません。

がんになると、肉体的、精神的、経済的な負担が増えます。できれば、がんとは無縁の人生を送りたい。誰もがそう願っているはずです。

がんは生活習慣病のひとつともいわれ、禁煙や運動といった生活習慣の改善や、適切な食事で予防することは不可能ではありません。食事の内容が、がんの発生や治療の効果、治療後の再発などに影響を及ぼすことは多くの研究者が認めています。

がんの発生を予防し、もし、今、からだのどこかにがんの芽があるのなら、消滅させたい。そんな希望に応えてくれるのが、本書でご紹介する「福田式ケトン食スープ」です。

ケトン食スープは、ファイトケミカルが豊富な野菜を中心に考案されたスープです。ファイトケミカルとは、抗酸化作用や解毒作用、免疫増強作用など、がんの予防が期待できる天然の化学物質のことです。これを余すところなく摂取できるのがケトン食スープです。

さらにがん細胞のエネルギー源となる糖質を減らして、良質な脂肪を摂るゆるやかな糖質制限食は、がん細胞の発生や増殖を抑えます。

本書で紹介するケトン食スープを毎日の食生活に取り入れ、がんと無縁の健やかな人生が送れますように。そのお役に立てることを願っています。

銀座東京クリニック・院長
福田一典

福田式ケトン食スープが
がん予防&がん治療に
最強な理由 8

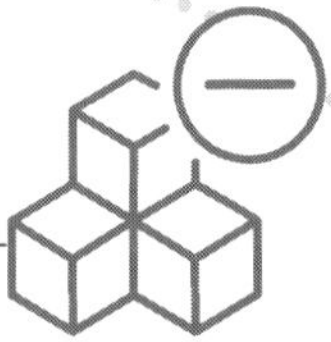

Mild ketone

最強理由 1

「がんのえさ=糖質」を控えめにし、
「がん増殖を制御=ケトン体」を増やす
マイルドケトン食がベース

がん抑制に役立つケトン体を増やすには、**低糖質+高脂質のケトン食**がおすすめ。福田式ケトン食スープは、**1日80グラム**の**糖質量**でOKのマイルドケトン食。おいしい食事が楽しめるのが特長です。

※よりケトン体を増やしたいがん治療には、1日10～20グラムに糖質量を制限しましょう。

SoupStock

最強理由 2
スープ1杯でがん予防に役立つバランスのよい食事が実現! 毎日簡単に作れる

本書で紹介するがん予防に役立つ栄養素を詰め込んだ**「福田式ケトン食スープの素《もと》」**は**手に入りやすい食材ばかり**で**簡単**に作れて、**お湯を注ぐだけ**でケトン食が実践できます。自分で**作り置きが可能**なので、アレンジ料理にも使いやすく、飽きずに続けられます。

Phytochemical

最強理由 3
がん発生を防御する機能性成分「ファイトケミカル」を効率よく摂れる

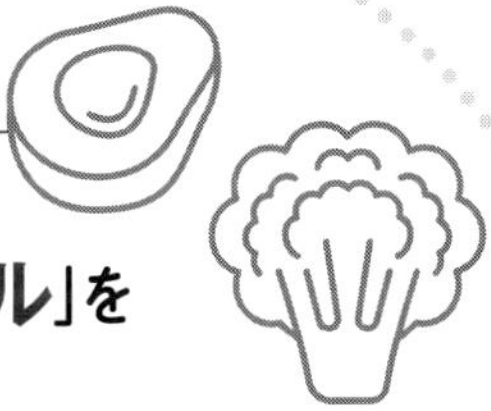

人間(動物)にはつくれない、植物が外敵から身を守るために身につけた独自の天然の機能性成分が「ファイトケミカル」。その正体は**香り**や**苦み**、**辛み**、**渋み**で、**活性酸素を消去**したり、**発がん物質を無毒化**したり、**免疫力を高め**たりと、がん細胞に働きかけるうれしい作用があります。「福田式ケトン食スープの素」は、ファイトケミカル豊富な野菜を厳選して使っています。

Simmer Vegetable

最強理由 4 野菜をしっかり煮出すから「ファイトケミカル」が存分に溶け出し、吸収できる

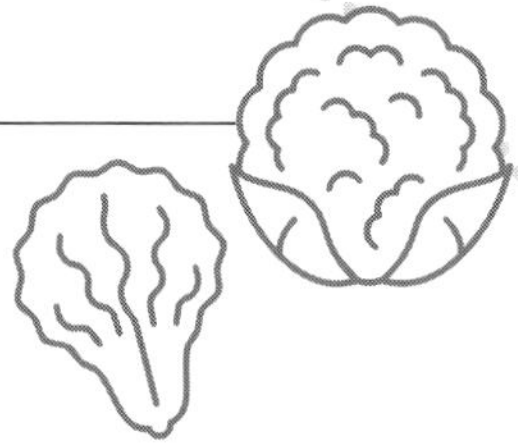

ファイトケミカルは生よりも煮出すことで威力を発揮！　生野菜のしぼり汁よりも**茹で汁**のほうが**数倍～100倍**も**「発がん促進」を抑制する高い抗酸化力**のあることがわかっているのです。「福田式ケトン食スープの素」は、栄養素が十分に溶け出すよう40分しっかりと煮込んで作ります。

MCT Oil

最強理由 5 ケトン食の大きな特徴は高脂質。ケトン体を生成しやすくするMCTオイルも摂りやすい

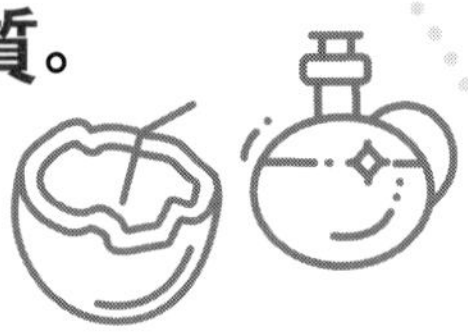

中鎖脂肪酸（MCTオイル）は**肝臓ですぐに分解**され、すばやく**ケトン体を産出**します。糖質制限がゆるい**マイルドケトン食**では積極的に摂り入れることが重要です。**スープの仕上げ**にかけ**スープと一緒に摂る**ことをおすすめします。※1回の摂取量が多いと下痢や腹痛の原因にもなるので注意が必要。「最初は5～10グラム程度から開始する」「1回の摂取量を少なくして回数を増やす」「料理に混ぜる」などの工夫をするといいでしょう。

ω3

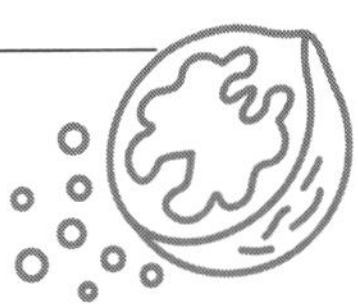

最強理由 6

発がん抑制に役立つオメガ3不飽和脂肪酸が豊富なナッツもたっぷり

「福田式ケトン食スープの素」には、オメガ3不飽和脂肪酸を豊富に含む「**クルミ**」を**食べやすく、すりつぶして**入れました。がん予防だけでなく、**香ばしい香りは食欲をそそり**、**塩分の軽減**にも役立ちます。

Protein

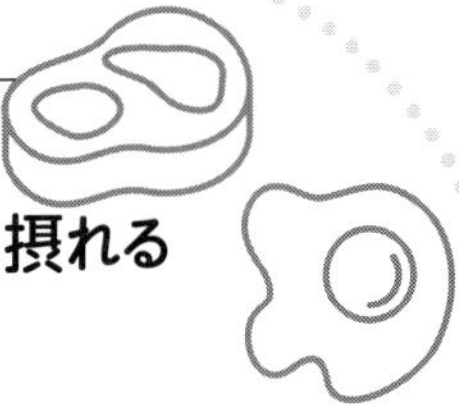

最強理由 7

肌、筋肉をはじめ細胞をつくる「良質なたんぱく質」が豊富に摂れる

福田式ケトン食では、**体重1キロあたり1日1〜2グラムのたんぱく質**の摂取を推奨。「福田式ケトン食スープの素」では、1食あたり4.8グラムのたんぱく質が摂れます。理想的なたんぱく質の摂取源は大豆、魚、鶏肉、卵。アレンジレシピ(P70〜)で数多く紹介しています。

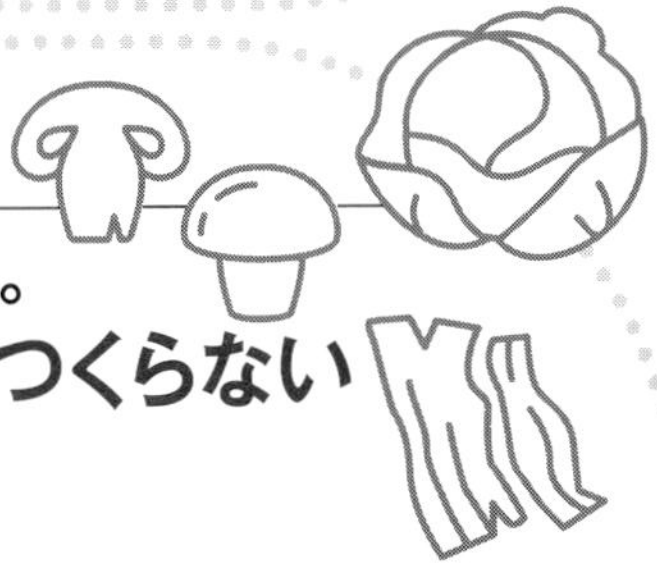

Dietary fiber

最強理由 8

豊富な「食物繊維」で腸活。細胞を若返らせ、がんをつくらない

食物繊維はブドウ糖として利用されないので、**いくら食べてもOK**。腸内環境を整えて便秘の改善に役立ち、**血糖値の上昇を抑える効果**もあり、積極的に摂りたい成分です。「福田式ケトン食スープ」では「腸活」を意識し、糖質が少なく食物繊維、**ビタミンミネラルなど栄養素も豊富**な、キノコ類海藻類も多く使用しています。

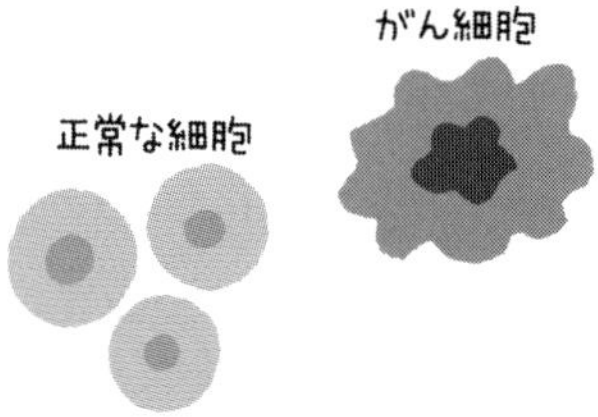
がん細胞
正常な細胞

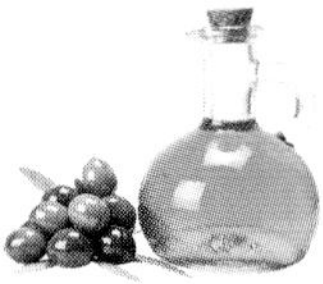

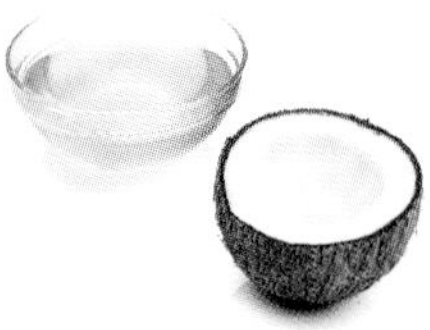

第3章
ケトン食を続けるにはスープが最強

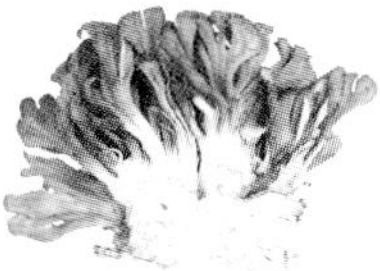

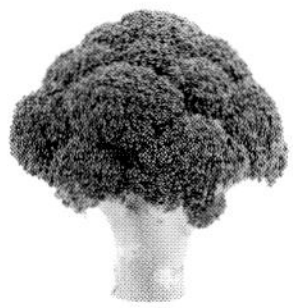

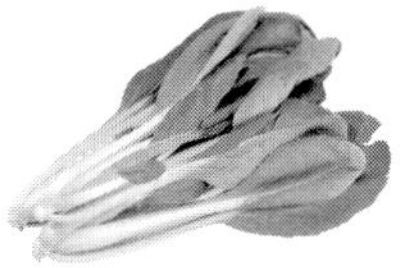

第4章
福田式ケトン食スープ　実践編

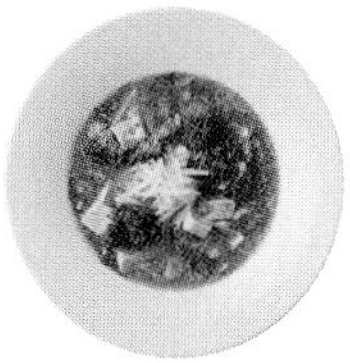

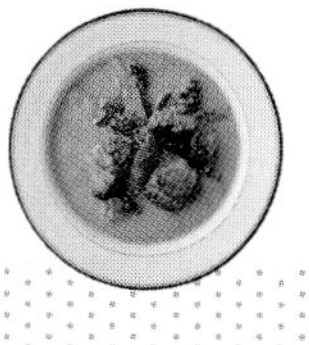

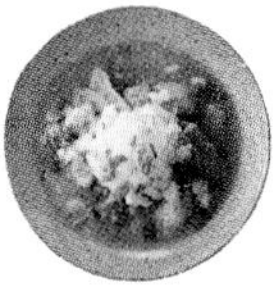

動物性たんぱく質がメイン
肉が主役のレシピ

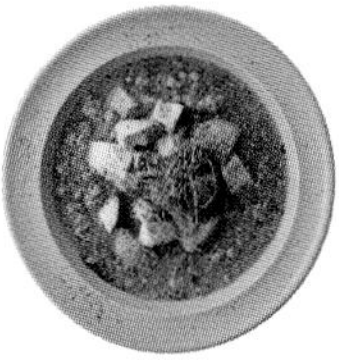

第5章 ケトン食スープの効果を上げる食の知恵

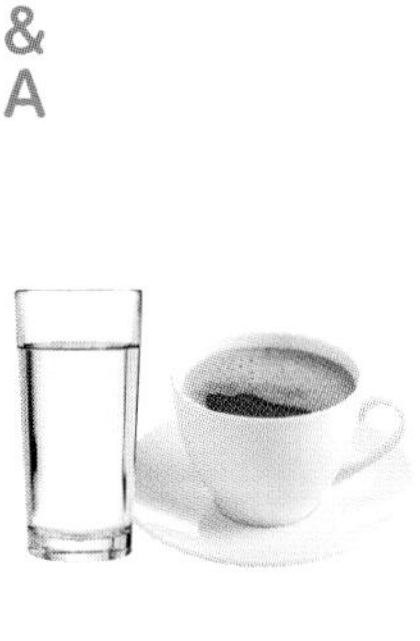

第1章

日本人とがん

白米主食で糖質過多は、
放っておくと危険です

日本人の死因第1位の「がん」は、誰もが避けたい病ですが、
現実には「2人に1人が、がんになる時代」です。
目をそむけることなくがんの実態を知り、
食事との関係、予防策を探っていきましょう。

日本人の死因第一位はがん。2人に1人が、がんになる時代

保険のＣＭで「三大疾病」という言葉をよく耳にします。この**三大疾病とは、脳の血管のトラブルによって起こる「脳血管疾患」、心臓に起こる病気の「心疾患」、そして「がん」**のことをさしています。

明治時代から昭和初期に「不治の病」といえば、それは結核のことでした。しかし、第二次世界大戦後には減っていき、抗生物質が開発されたことで死に至るケースは激減。不治の病というイメージは払拭されました。

その後、死因の第一位になったのは「脳血管疾患」です。脳梗塞、脳出血、くも膜下出血など、一般的に脳卒中といわれるもので、この疾患も１９７０年代をピークに減り続け、現在も減少傾向にあります。

14ページの図1をご覧いただくとわかるように、狭心症や心筋梗塞などの「心疾患」の死亡率は増加傾向にあります。しかし、それよりも目をひくのは「悪性新生物（がん）」

です。１９８１年に死因のトップになって以来、現在まで40年以上にわたって死因の第一位の座にいます。そのため、**今、最も恐れられているのが、がん**です。

２０２０年にがんで死亡した人は約38万人。１９５０年に約６万人だったことを考えると、70年のあいだに６倍以上に増えていることになります。

『２０１９年の全国がん登録』（厚生労働省）によると、この年、新たにがんと診断された人は99万９０７５人（上皮内がんをのぞく）。このデータにもとづき、日本人が一生のうちにがんと診断される確率は男性で65・５％、女性は51・２％という数字が出ています。つまり、**日本人の２人に１人が、がんになる**というのです！

部位別死亡率にも変化が見られます。かつてがんといえば胃がんが代表格でしたが、**近年は「肺がん」と「大腸がん」の死亡率が急増している**ことがわかります（図２）。肺がんは喫煙や大気汚染の影響が大きいと考えられていますが、**大腸がんは「食の欧米化」が第一の原因**にあげられています。肉や乳製品で動物性脂肪をたくさん摂るようになった日本人の食生活は、からだも変えつつあります。また、糖質（炭水化物）の摂りすぎや運動不足による肥満も、大腸がんのリスクを高めると指摘されています。

２人に１人が、がんになる時代。**がんを遠ざけるには食事を見直すこと**、まずそこから始めてみませんか。

死亡原因の第1位はがん

1980年代からがんで死亡する人の比率が増え、
かつてよりがんは身近な恐怖となっています。

図1 主な死因別にみた死亡率(人口10万対)の年次推移

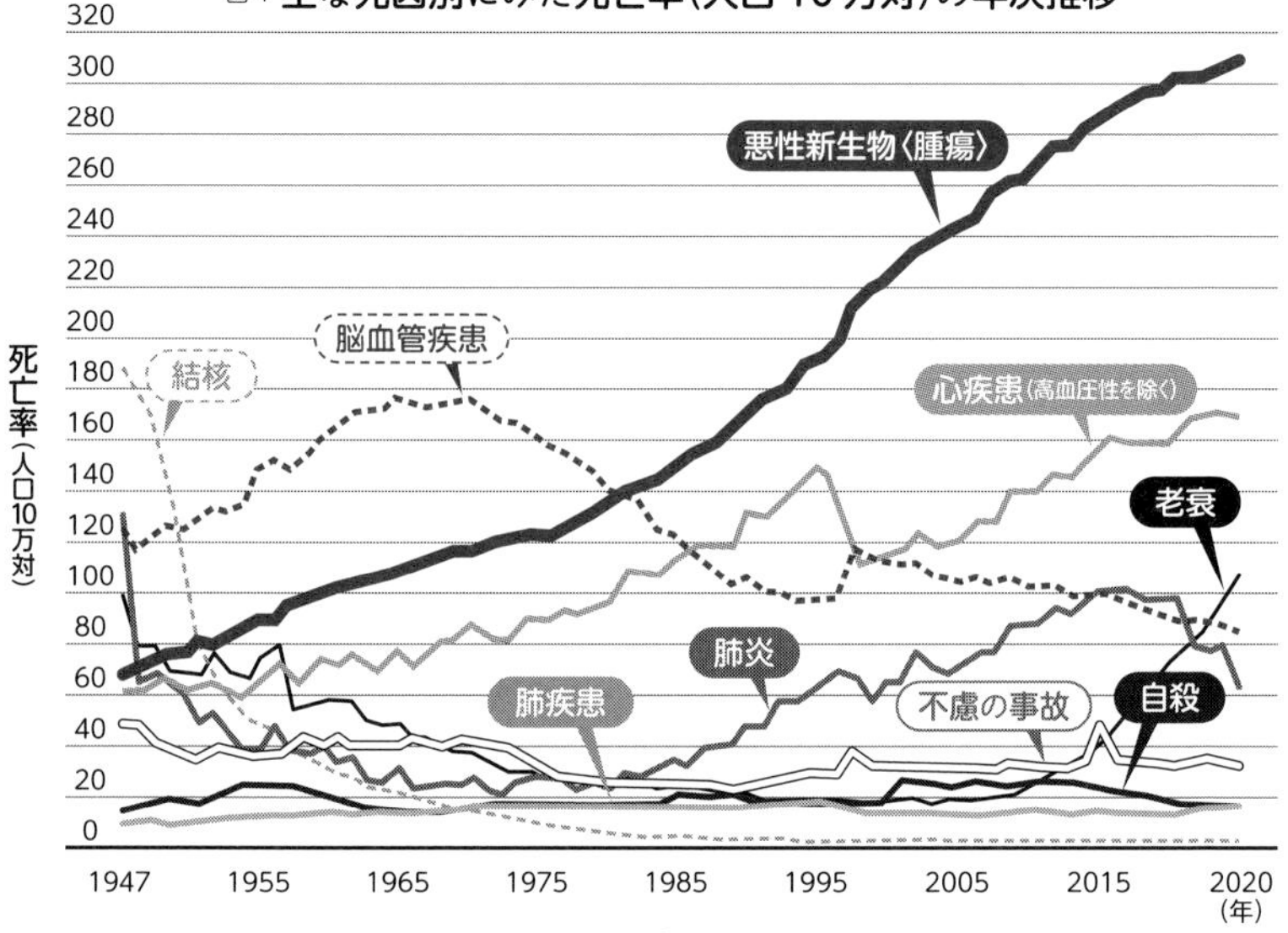

出典:厚生労働省令和2(2020)年『人口動態統計月報年計(概数)の概況』

図2 部位別死亡率年次推移(男女計、全年齢)

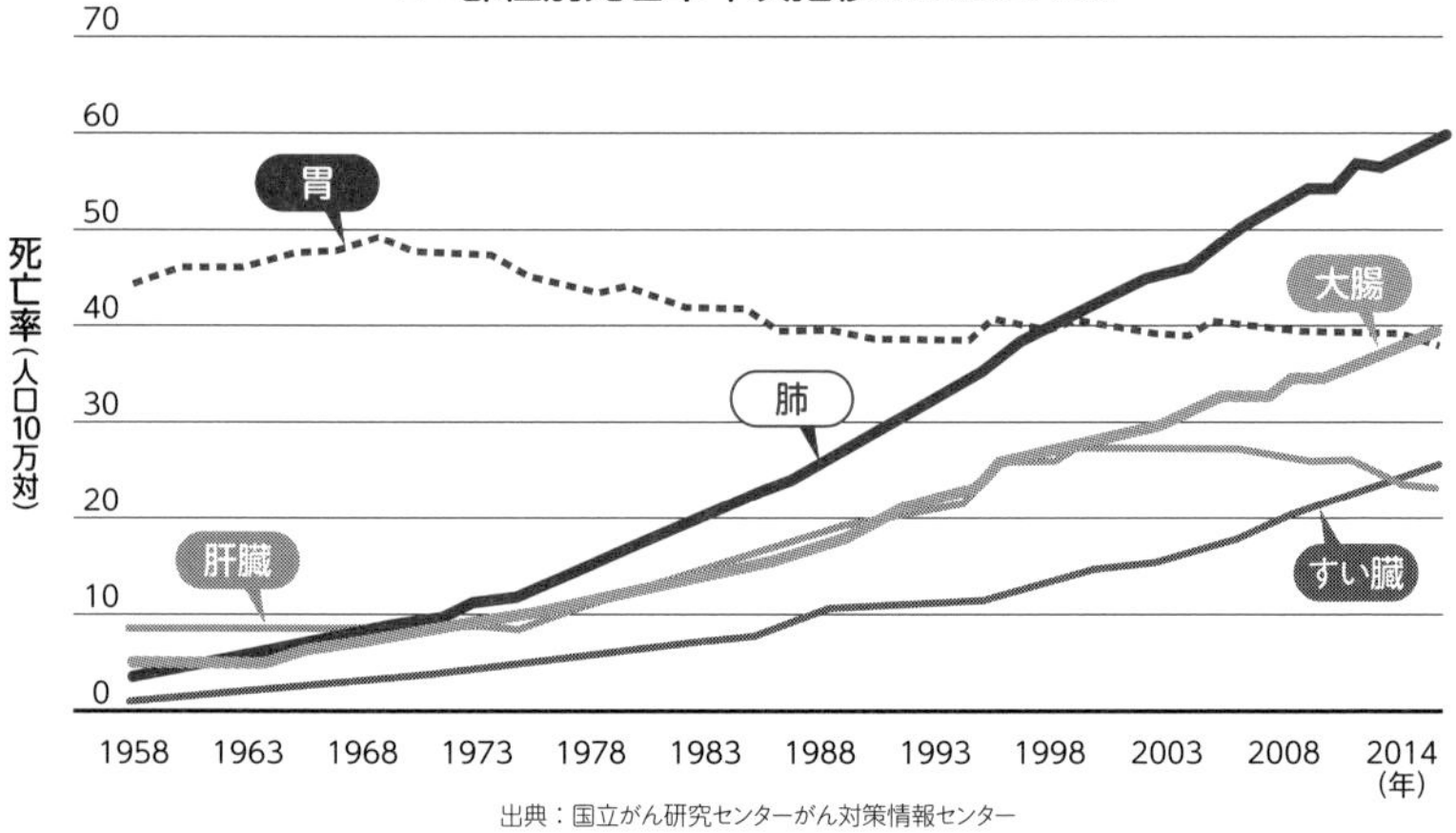

出典:国立がん研究センターがん対策情報センター

がんとブドウ糖 01

がんを活性化するのはブドウ糖！糖質摂取にはリスクがある

からだの中にどうしてがん細胞ができるのか。まずはそのメカニズムを知っておきましょう。

私たちのからだは約60兆個の細胞からできていて、毎日数千億の細胞が死に、新しい細胞に入れ替わっていきます。新しい細胞は細胞分裂によって生まれますが、そのとき、細胞の設計図といえるＤＮＡ（遺伝子）を正確にコピーする必要があります。ところがこの遺伝子に何らかの異常でコピーミスが起こり、**突然変異によってできるのが「がん遺伝子」**です。

実は体内では毎日がん細胞が生まれています。一説によると、健康な人のからだの中でも、毎日５０００個のがん細胞が生まれているといわれています。それでも**すべての人が、がんになるわけではありません。それはからだの中に細胞のがん化を防ぐ「がん抑制遺伝子」があるから**です。

がん抑制遺伝子は細胞増殖のコントロールや、傷ついた遺伝子を修復する役割を担っていて、がん細胞の発生や増殖を阻止してくれます。しかし、**がん遺伝子が活性化し、がん抑制遺伝子の機能が低下してしまうと、がん細胞は退治されることなくどんどん増殖**していきます。これによって発症するのが「がん」です。

がん細胞は増殖を繰り返し、どんどん数を増やしていきます。ただ、そのためには**膨大なエネルギーが必要で、そのエネルギーこそが「ブドウ糖」**です。簡単にいえばがんはブドウ糖をたくさん取り込むことで増殖していきます。がんになった人がやせていくのは、がんが増殖するために多くのブドウ糖を取り込んでしまい、本来、からだを維持するために必要なブドウ糖が足りなくなるからです。

実際にはがん細胞が増殖する原因は複雑で、多くの遺伝子や細胞内の複雑なネットワークが絡んでいて、特定することは極めて困難です。しかし、**がんが増殖するエネルギー源はブドウ糖だとわかっているので、ブドウ糖の供給をやめれば、がんの増殖を抑えることは可能**です。

つまり、がんを遠ざける食生活の中で、ポイントになるのはブドウ糖なのです。からだの中に入れるブドウ糖を減らせば、がん細胞はエネルギー不足に陥り、餓死するようなイメージです。

細胞はこうしてがん化する

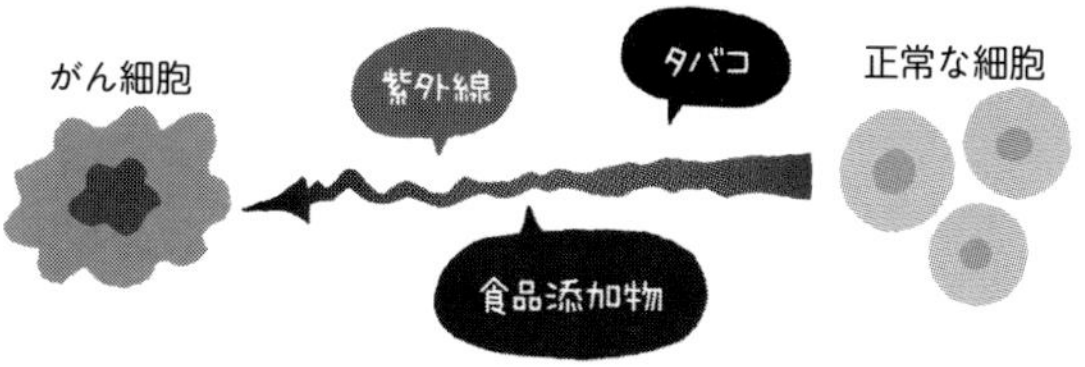
細胞のがん化に関連する遺伝子……100以上
個々によって異なるシグナル伝達系の異常
細胞の増殖や死を制御するルート……数十種類
がん細胞
個々によって異なる遺伝子変異
紫外線
タバコ
食品添加物
正常な細胞

からだには約60兆個の細胞があり、遺伝子の働きにより細胞の分裂や死がコントロールされている

紫外線やタバコ、食品添加物、活性酸素の影響で遺伝子が突然変異を起こし、がん細胞を増殖させるがん遺伝子に

さらに……

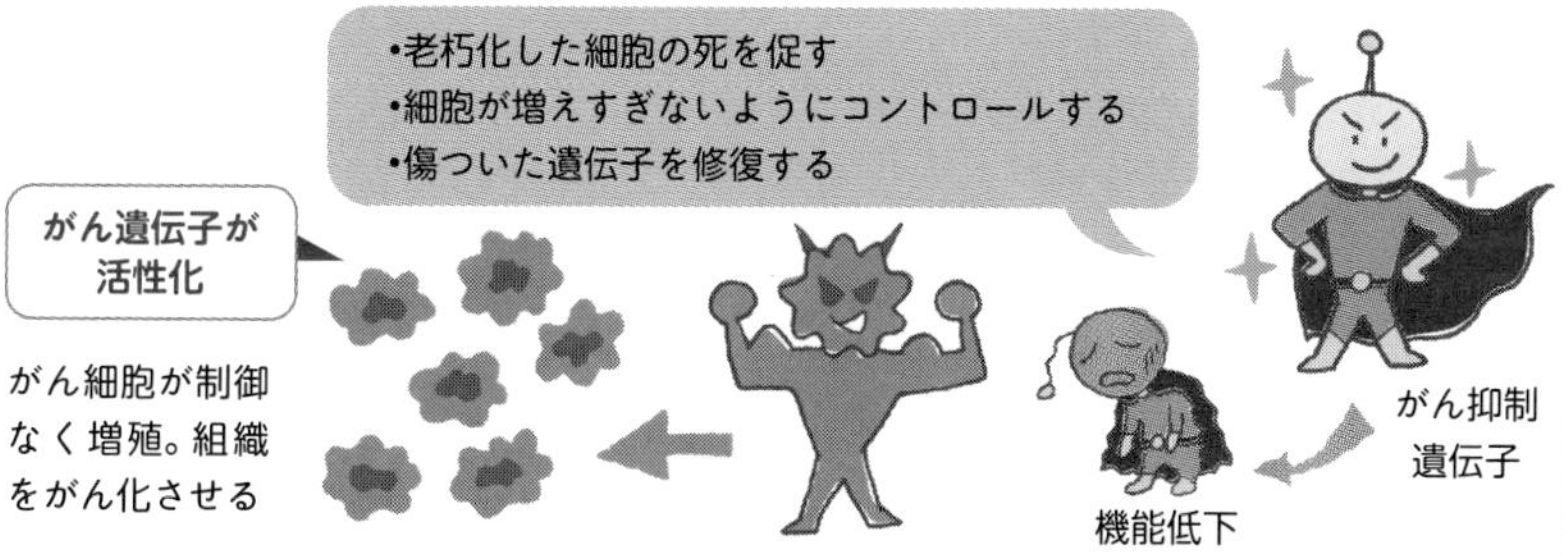

・老朽化した細胞の死を促す
・細胞が増えすぎないようにコントロールする

がん細胞が制御なく増殖。組織をがん化させる

がん細胞を攻撃しにくい理由

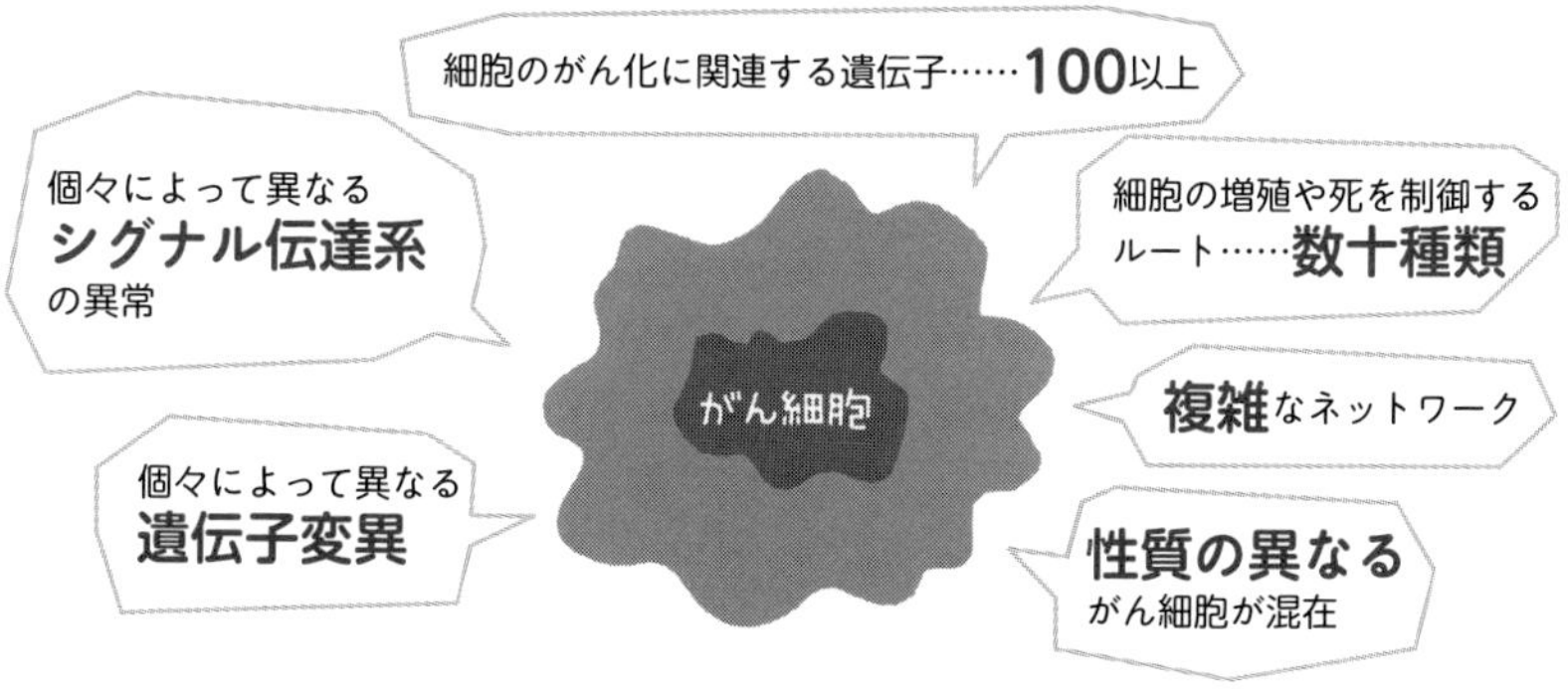

がん細胞が増殖するために必要なエネルギーのほとんどはブドウ糖！

↓

結論　**ブドウ糖を減らせば、がん細胞を餓死させられる！**

がんとブドウ糖 02

がん予防には日本食がいい？ 主食の「白米」に問題あり

日本食は、もともとたんぱく源として魚や豆腐などの大豆製品を多く摂っていて、欧米でよく食べる赤身の肉や動物性脂肪が少ないという点では、とてもヘルシーでした。赤身の肉や動物性脂肪は大腸がんや乳がん、前立腺がんなど、欧米に多いがんの発生リスクを高めると考えられているからです。

日本人が多く摂っていた魚には、ドコサヘキサエン酸（ＤＨＡ）やエイコサペンタエン酸（ＥＰＡ）という油が含まれ、これらにはがんの予防効果が期待できるという多くの研究があります。また、豆腐や納豆などの大豆製品に含まれるイソフラボンも、同じようにがん予防に役立つ食品として期待されています。

しかし近年、**日本の食事も欧米化が進み、魚や大豆製品よりも肉や動物性の脂肪をたくさん摂るようになって**きました。それが**日本でも大腸がんや乳がんなどが増加している原因**であるといわれています。

日本食にはデメリットもありました。それは塩分の摂りすぎです。塩分は胃がんのリスクを高めることが知られていて、近年は「減塩」が盛んに叫ばれるようになりました。その効果もあってか、日本人のがんの代表でもあった胃がんは、以前よりも減ってきています。

しかし、最も問題なのは日本人の主食である「白米」です。古くは玄米だったものが、江戸時代に精米技術が進歩し、白米を主食にするようになりました。玄米は精製が不十分で食物繊維が多く含まれていて、体内にブドウ糖として吸収される速度も遅かったのですが、**精製された白米はすぐに吸収され、食後に急激に血糖値を上げます**。上がった血糖レベルを下げるために、からだは多量のインスリンを必要とします。これがインスリンを分泌するすい臓に負担をかけ、**糖尿病の原因**にもなります。

人類の長い歴史でみると、人のからだは糖質より脂肪の摂取量が多い食生活に適応するように進化していて、糖質が豊富になったのはごく最近のこと。そのため、血糖値が上がりやすい白米のような食物に、人のからだはまだ対応しきれていないのが実情です。

いずれにしても**がん増殖のエネルギー源はブドウ糖ですから、糖質の多い白米はがんはもちろんのこと、肥満や糖尿病予防の点からも玄米に置き換えたい**ものです。

糖尿病患者は がんのリスクが高まる可能性が

世界中で糖尿病患者が増えています。もちろん日本も例外ではありません。１９６０年代までは糖尿病は極めてまれな病気でしたが、食生活の変化や運動不足もあって、現在の日本では多くの人が糖尿病と診断されたり、あるいはその予備軍といわれています。

厚生労働省が発表した平成28年「国民健康・栄養調査」によると、20歳以上の人口（約1億５００万人）のうち「糖尿病が強く疑われる者」の割合は12・１％、「糖尿病の可能性を否定できない者」の割合は12・１％となっています。糖尿病と糖尿病予備軍を合わせると24・２％で、２０００万人を超えています。

糖尿病の増加はがんの発生を増やす原因のひとつともいわれています。日本で行われた大規模調査では、糖尿病と診断された人はそうでない人に比べて20～30％もがんの発生率が高くなることが報告されています。特に**膀胱がん、乳がん、大腸がん、子**

宮内膜がん、肝臓がん、すい臓がんなどの発症リスクを高めることが示されています。

糖尿病の人はインスリンが分泌されにくかったり、インスリンのもっている「血糖値を下げる力」が低下します。血糖値を下げる力が低下すると、代わりに多くのインスリンを分泌するようになります。これが高インスリン血症です。**インスリンは血糖値を下げる働きだけではなく、細胞を増やす働きもあります。それが、がん細胞の増殖を促進させる可能性がある**のです。こうなると、がんの進行が速くなり、転移しやすくなってしまいます。

糖尿病は網膜症による失明、腎不全による人工透析、足壊疽《えそ》による足切断など、多くの合併症を引き起こします。身近な病気であっても軽く考えずに、十分注意したいものです。

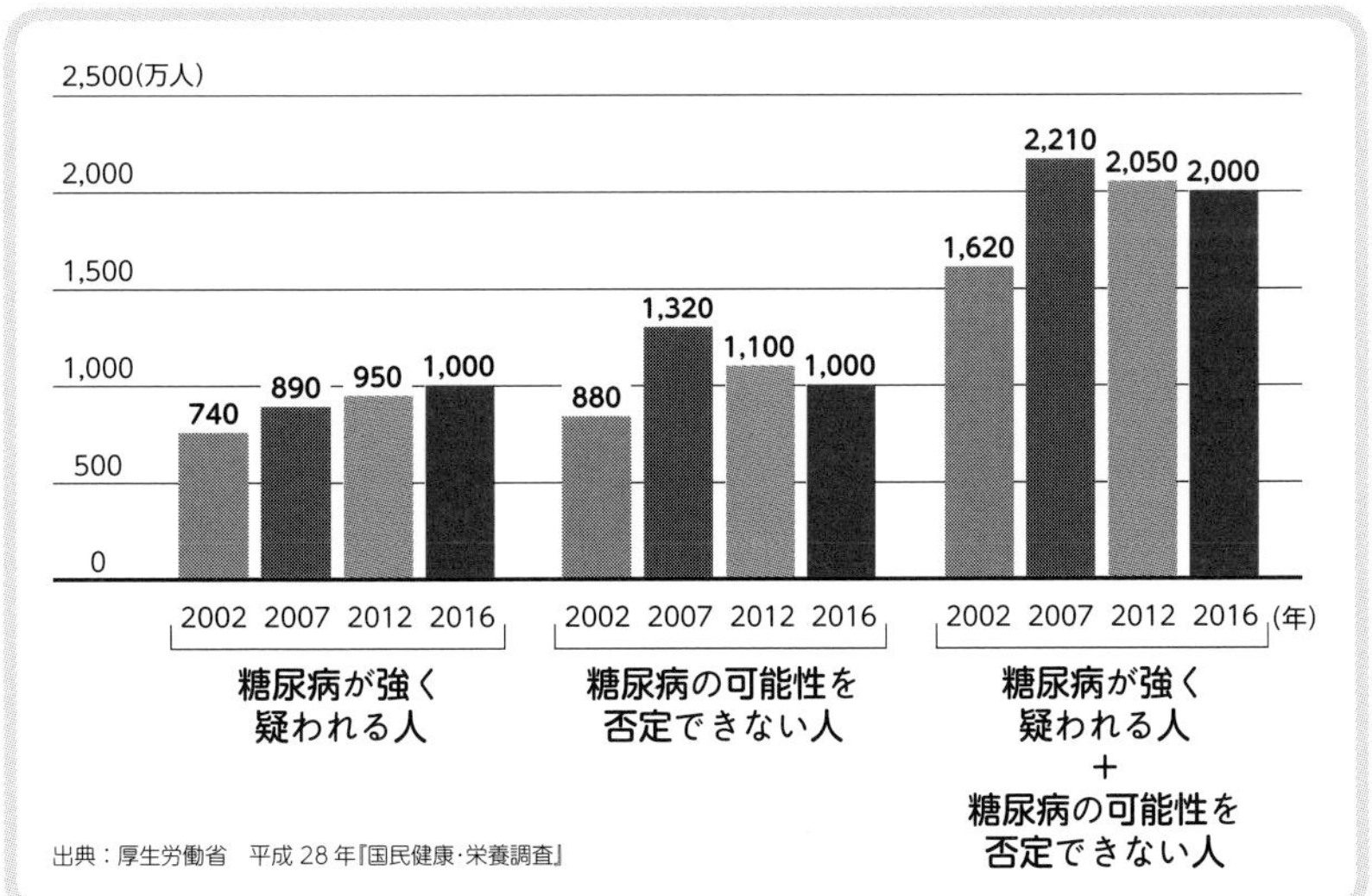

出典：厚生労働省　平成28年『国民健康・栄養調査』

肥満になるとがんが増える。カギを握るのはインスリン

肥満ががんの発生を促進したり、治療後の再発率を高めることは多くの研究で明らかになっています。その第一の理由は、血糖値を下げるインスリンの作用が弱くなり、その分、分泌量が増えるからです。

肥満によって体脂肪が増えると、インスリンの働きは低下します。脂肪組織から分泌されるアディポネクチンというたんぱく質はインスリンの働きを高める作用がありますが、内臓脂肪が増えるとアディポネクチンの分泌量が減ってしまいます。アディポネクチンの分泌量が減って血中濃度が低下すると、それを補うためにからだはインスリンの分泌量を増やして血中のインスリン濃度を高めようとします。質が低下しているなら量で補おうというわけです。

しかし、これは決して好ましいことではありません。なぜなら、**インスリンはがん細胞の増殖を促進したり、細胞が死ぬことを抑制したり、がんを悪化させるさまざま**

な作用が明らかになっているからです。言い換えれば、インスリンの分泌を減らすこと自体にがんの予防効果があると考えられているのです。

また、インスリンは脂肪合成を増やし、肥満を促進するホルモンです。インスリンの分泌能力が高い欧米人は糖質を摂取することによって肥満になりやすい体質をもっていますが、インスリンの分泌量が多いために糖尿病は発症しにくく、極端な肥満にならない限りは糖尿病にはなりません。

一方、日本人はインスリンの分泌能力は欧米人の半分程度だといわれています。高糖質の食事でも肥満になりにくい代わりに、インスリンの分泌量が少ないので糖尿病になりやすいのです。実際、**日本人は欧米人に比べると肥満は少ないのですが、糖質摂取量が増えることによって、糖尿病も増えています**。

白米のような糖質をたくさん摂ると血糖値はすぐに上昇します。それを下げようとしてインスリンが大量に分泌されると体脂肪は増加します。消費カロリーより摂取カロリーが過剰になると、体重は増えていき肥満になってしまうことは誰もが知っています。肥満はさらにインスリンの分泌を増やすという悪循環で、がん細胞の発生や増殖を助けてしまうことになるのです。普段から食生活に注意し、体重管理をしっかり行うことが大切です。

column 1

がん予防の基本は「避けられるものは避ける」

日本でがんが増え続けているのは、高齢化がいちばんの原因です。がんは加齢とともに発生率が増えるからです。

しかし、この数百年のがんの発生率の増加をみると、**高齢化よりも近代化にともなう「人為的な発がん要因」が増えてきた**ことのほうに問題がありそうです。

大気汚染、**医療放射線による被曝**、シフト制勤務による**生体リズムの乱れ**、**ストレスの増大**などが**発がんを促進**するようです。**アスベストや電磁波**、**食品添加物**なども、ここ数十年のあいだに出現した**新たな発がん要因**でもあります。

近代化によって、生活はより便利に快適になり、寿命も延びてきました。一方で、このような社会環境の変化が、がんを増やす要因になっています。

がん予防の基本は、**発がんを促進する要因を減らすこと**です。避けられるものは避けるのが基本。とはいえ完全に避けることは不可能ですから、**がんの抑制に効果があることを積極的に実践**することが大切です。

食生活については、本書で紹介する「ケトン食スープ」を取り入れ、がん予防策のひとつとして、実践することをおすすめします。

第2章

ケトン食とは？

がん増殖をブロックするケトン体を増やす「ケトン食」が、がん予防の近道です

がん予防のカギを握るのは、体内で糖質が不足したときに
生成される「ケトン体」。これを増やす食事が
本章でご紹介する「ケトン食」です。
まずはそのメカニズムについて知っておきましょう。

ケトン体とは? 01

がん予防のキーワード「ケトン体」はどうつくられる?

本書のタイトルにある「**ケトン食スープ**」の「ケトン」とはあまり聞き慣れない言葉ではないでしょうか。しかしこの「ケトン」は、がん予防にはとても大切なものです。

「ケトン」の説明の前に、私たちが毎日の食事で摂っている「三大栄養素」のメカニズムについておさらいをしておきましょう。

三大栄養素とは、「たんぱく質」「糖質」「脂質」の3つです。私たちが摂った食べ物は腸や肝臓を通り、からだの中で利用されます。このうち「**たんぱく質**」は**骨や筋肉、皮膚などをつくる材料**になります。

「**糖質**」はグルコース（ブドウ糖）に分解され、**からだを動かすエネルギー源**になります。

3つ目の「**脂質**」は脂肪酸に分解され、**からだを動かすエネルギー源**になります。

また、**細胞膜の成分やホルモンの材料**として利用されます。

この三大栄養素が体内でどのように変化し、エネルギーとして使われるかを詳しく表したのが次ページの図です。たんぱく質はアミノ酸に分解されて吸収されます。アミノ酸の中の一部は肝臓で「糖新生」という仕組みでグルコースに変換されてエネルギー源になります。糖質はブドウ糖に分解されて体内に吸収され、全身の細胞でエネルギー源として使われます。

最後に脂質はグリセロールと脂肪酸に分解され、グリセロールは肝臓でブドウ糖に変換され、脂肪酸は筋肉や心臓など全身の細胞のエネルギーになります。しかし、**糖エネルギーが減少すると、**肝臓でケトン体回路がまわり、**脂肪酸を分解して「ケトン体」がつくられます。**ケトン体は水溶性で、肝臓から他の臓器に運ばれやすく、ブドウ糖に代わるエネルギー源として利用されます。

第1章でお伝えしたように、ブドウ糖はがん細胞のエネルギー源です。一方の**「ケトン体」をエネルギー源として利用できるのは正常な細胞だけ**です。つまり、**がん細胞はケトン体をエネルギー源にはできない**のです。

がん細胞をつくらない、増やさないためには、からだのエネルギー源をブドウ糖からケトン体にかえること。これが最も重要なのです。

食べ物から生成されるエネルギー回路の仕組み

私たちのからだには3つのエネルギー回路があります。ケトン体エネルギーを利用できるのは正常な細胞のみ。がん細胞では利用できません。

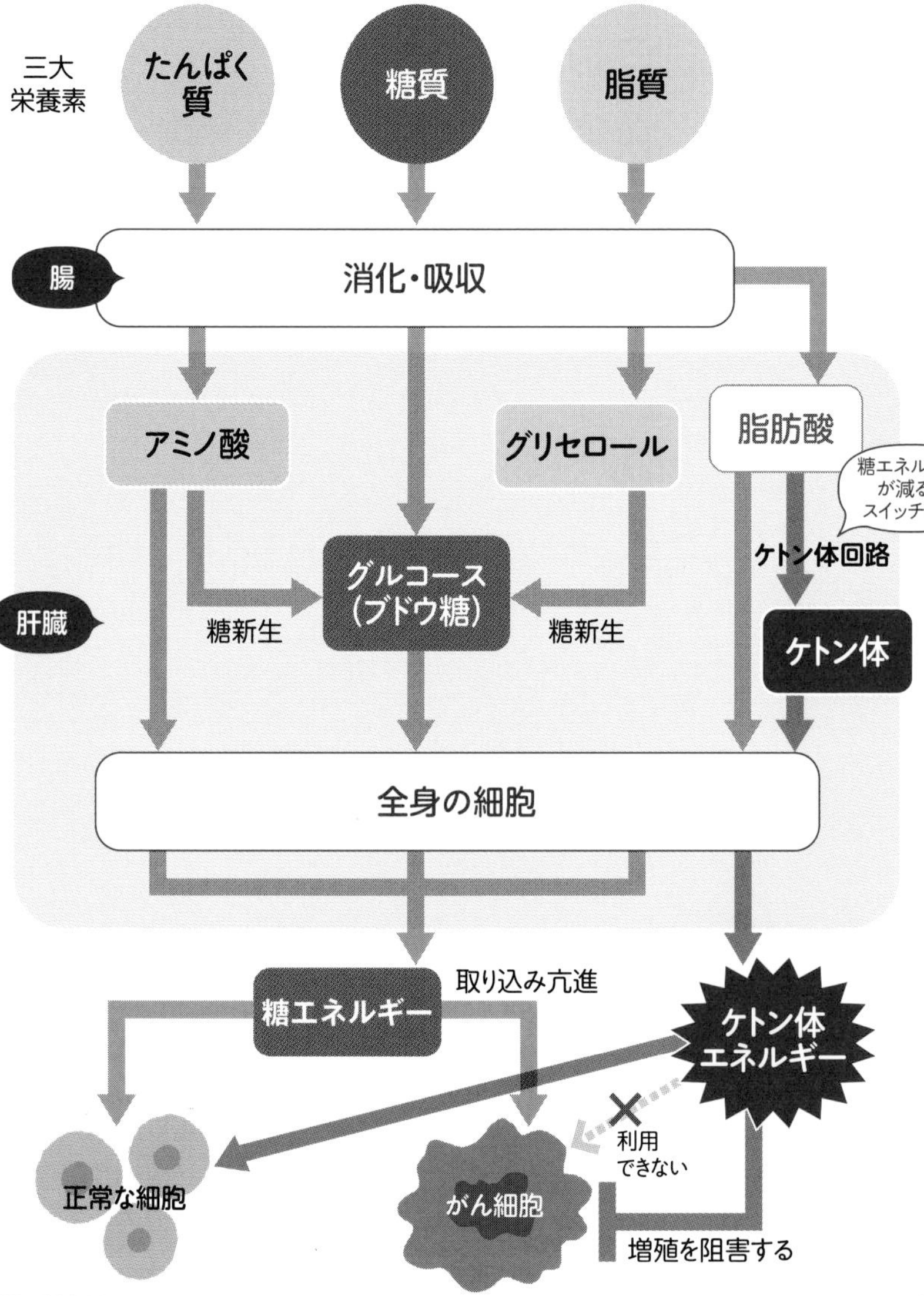
糖エネルギーが減るとスイッチオン

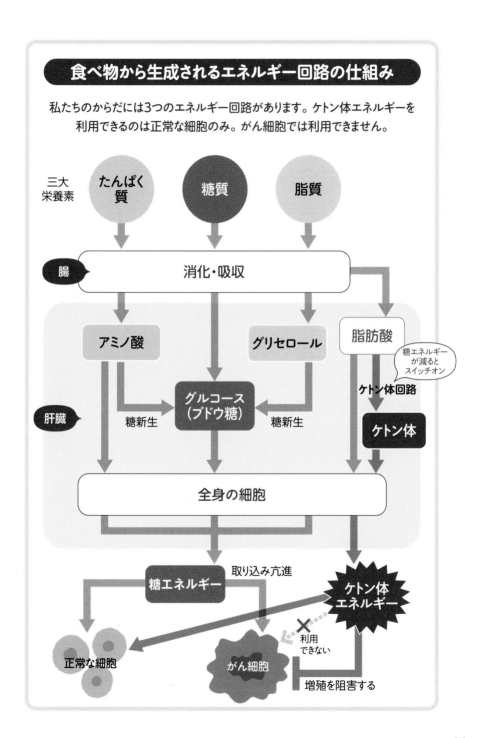

ケトン体とは？ 02

がん細胞を兵糧攻めに。ケトン食が、がん対策に最強な理由

がんは遺伝子の変異の蓄積によって発生します。細胞のがん化に関係している遺伝子は多数あり、とても複雑です。そのため、遺伝子の変異に焦点を当てた治療にはおのずと限界があります。

他方、がん細胞が増殖するためには、細胞をつくる材料とエネルギーをつくる燃料が必要です。逆にいうと、この材料と燃料を供給しなければ、がんの増殖を阻止することができるというわけです。ここに注目したのが「ケトン食」です。**がんの燃料になる糖質の摂取を極端に減らし、その分、脂肪を多く摂取してケトン体を産生させるという食事療法**です。

そもそも「ケトン体」は体内でブドウ糖が不足したときに、脂肪が分解されてできるものです。ですから、エネルギー源を糖質から脂肪にシフトチェンジする必要があります。

糖質から脂質にエネルギー源をシフトするのは以下のような理由があります。がん細胞は正常な細胞とは異なる性質をもっています。正常な細胞では糖質が不足してエネルギーが足りなくなっても、肝臓で脂肪を分解して生成されたケトン体を使って、エネルギーを補うことができます。しかし、**がん細胞ではケトン体を**エネルギーに変換する酵素系の働きが低下していて、**エネルギーとして利用することができません。**ですから、がん細胞が利用することができるブドウ糖の量を減らして、利用できない**ケトン体を増やせば、正常な細胞にはダメージがなく、がん細胞だけを兵糧攻めにできる**というわけです。同時にケトン体には、がん細胞の増殖を阻害する働きがあります。増殖するためのエネルギー源であるブドウ糖が絶たれ、増殖を阻害するケトン体が増えれば、がん細胞は死滅することになります。

　糖質を制限するケトン食では、血糖とインスリンの分泌を低下させることができます。糖質の多い食事をしていると、がん細胞にエネルギー源を供給してしまうのはもちろんのこと、発がんを促進するⅡ型糖尿病や肥満の原因にもなります。糖質を減らしてケトン体を増やす**「ケトン食」は、がん細胞の増殖エネルギー源を断ち、なおかつ肥満やⅡ型糖尿病の原因を減らし**てくれます。つまり、**ダブルでがんに有効な食事療法**で、生活習慣病の予防にもなるというわけです。

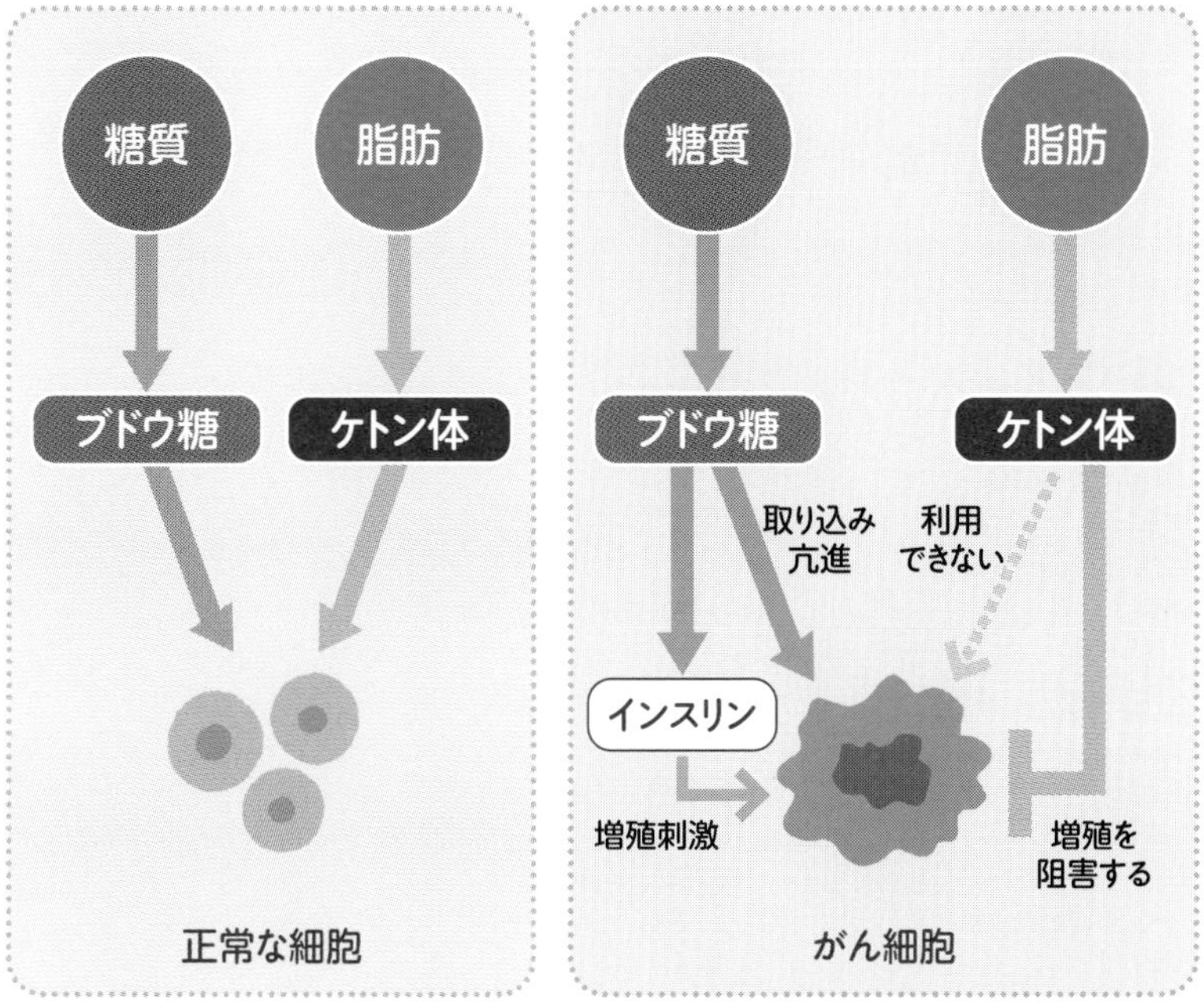

がん細胞ではブドウ糖の取り込みが亢進している。ブドウ糖の摂取で分泌が増えるインスリンはがん細胞の増殖を刺激する。脂肪の分解でできるケトン体をがん細胞はエネルギー源として利用できない。さらに、ケトン体自体にがん細胞の増殖を阻害する作用がある。正常な細胞はブドウ糖もケトン体も効率的に利用できる。糖質の摂取を減らし、脂肪の分解でできるケトン体を多く産生する食事は、がん細胞の増殖を阻害し、死滅させる効果がある。

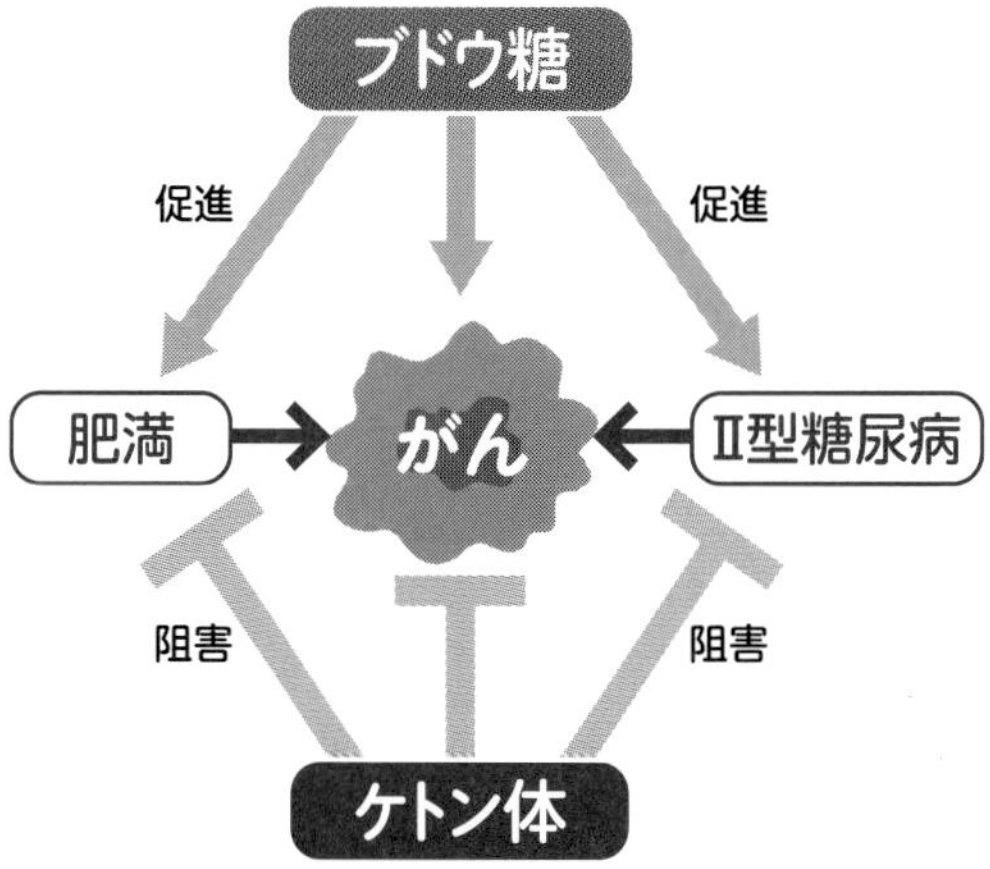

肥満とⅡ型糖尿病はがんの発生と進行を促進する。ブドウ糖の多い食事は肥満とⅡ型糖尿病を増やす。さらに、ブドウ糖自体が、がんの発生と進行を促進する。一方、ケトン体は肥満とⅡ型糖尿病とがんのいずれの発病も予防する。

ケトン体とは? 03

低糖質+高脂質の食事で「ケトン体」を増やす

糖質を減らし、ケトン体を増やす食事が「ケトン食」です。では、具体的にどんな食事をすれば「ケトン体」は増えるのでしょうか?

からだの中で糖質が減ったときにケトン体回路が働き始め、脂肪酸からケトン体を生成します。そのため、まずは**糖質を減らすことが第一**です。糖質を減らさない限り、ケトン体回路のスイッチがオンにならないからです。ただしその場合でも、**脂質がとても重要**になります。脂質は高カロリーで、ダイエットの敵とみなされる栄養素。事実、たんぱく質と炭水化物が1グラムあたり4キロカロリーなのに対して、脂質は9キロカロリーと倍以上になります。しかし、**ケトン体は脂質が分解した脂肪酸から生まれるのですから、脂質を摂らなければケトン体も増えません**。

からだのエネルギー源である糖質を減らせば、当然、からだの中ではエネルギー不足が起こります。それを補ってくれるのがケトン体のエネルギーなのですから、糖質を控えると同時に脂質を摂って、ケトン体の材料をしっかり確保することがとても重要なのです。

そうは言っても、脂質なら何でもいいということではありません。**脂質の種類は厳選**します。具体的にはケトン体を大量に生成できる「**中鎖脂肪酸**」。中鎖脂肪酸はもともと糖質を極端に減らさなくてもケトン体を生成できるすぐれた食品で、**ココナッツオイルなど**に含まれています。

他の脂質では、炎症を抑えてがんの予防効果があるといわれている「**オメガ3不飽和脂肪酸**」は、いくら摂っても摂りすぎにはならない脂質です。**魚油、アマニ油、エゴマ油など**に含まれています。

糖質を控え、代わりに脂質を増やす。これが「ケトン体」を多く生成する**「ケトン食」の基本的な考え方**です。

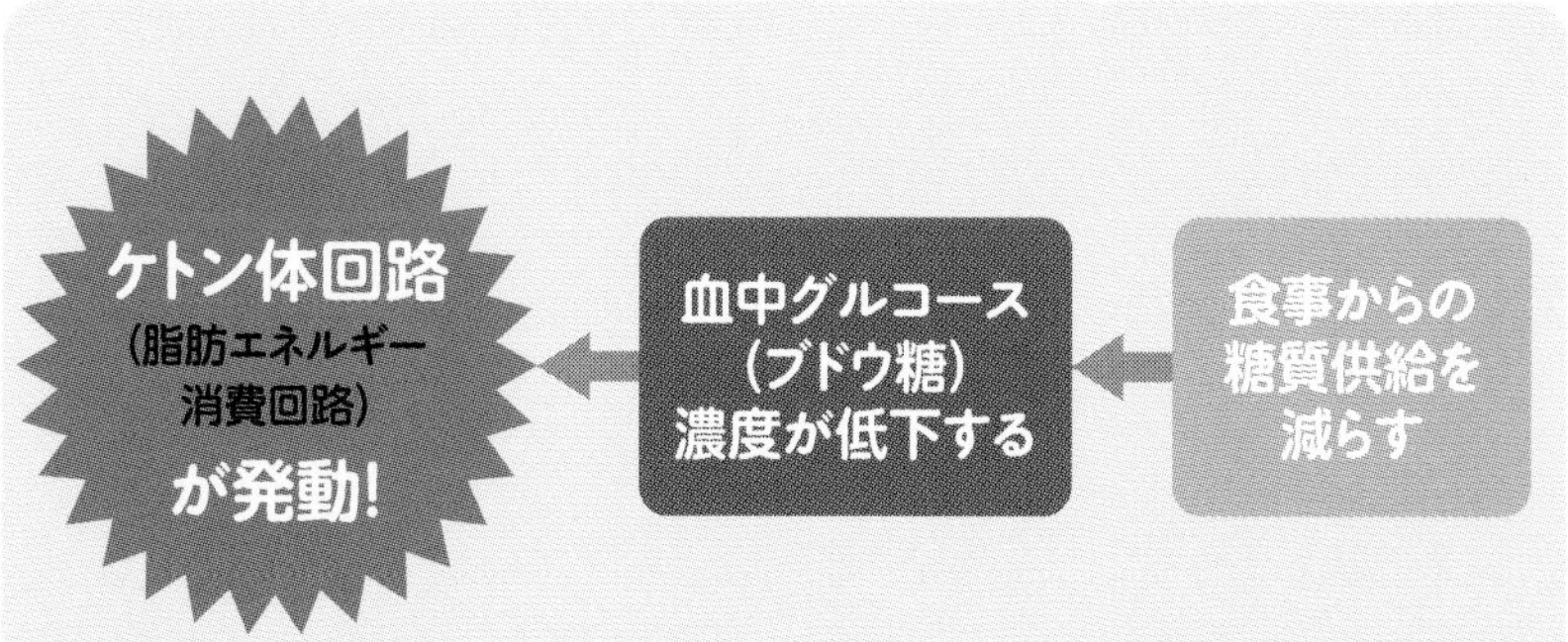
食事からの糖質供給を減らす
血中グルコース（ブドウ糖）濃度が低下する
ケトン体回路（脂肪エネルギー消費回路）が発動!

「糖質制限食」と「ケトン食」の違いは？

「糖質」とは、炭水化物から食物繊維をのぞいたもののことです。ごはんやパン、麺類など「主食」といわれる食品や、いも類、砂糖などの糖類も糖質に含まれます。最近は食事でこの「糖質」を制限し、摂取カロリーを減らす「糖質制限」が話題になっています。「ケトン食」も糖質を制限することから、「糖質制限の食事とどこが違うの？」という疑問をもつ人もいるでしょう。

次ページの図を見ていただくとわかるように、糖質を減らすのは「糖質制限食」も「ケトン食」も同じです。しかし、**単なる『糖質制限食』では脂質もたんぱく質も制限はせず**にそのままです。そのため、制限した糖質分だけ摂取カロリーは減りますから、体重も減ります。一方の**「ケトン食」ではたんぱく質の種類と量に注意し、脂質はむしろ積極的に摂る**ようにします。糖質が減った分のエネルギーは、ケトン体のエネルギーで補完するので、からだが極端なエネルギー不足に陥ることは少ないといえます。

「ケトン食」と「糖質制限食」の共通点と違い

このところ食事から糖質を減らす「糖質制限食」が話題です。
ケトン食と糖質制限食の共通点と違いを説明しましょう。

ケトン食　／　糖質制限食

糖質を減らす

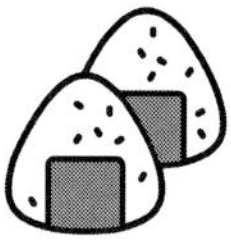

ごはん
パン
麺類
いも類

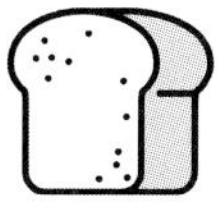

ケトン食

脂質

中鎖脂肪酸
オリーブオイル
オメガ3系オイル

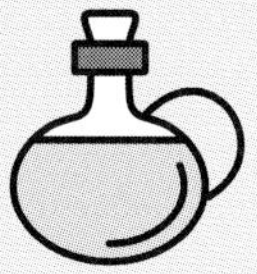

たんぱく質

種類・量に注意!!

糖質制限食

脂質

質・量ともに制限なし

たんぱく質

種類・量に制限なし

おすすめ食材 01

良質な油が重要！「中鎖脂肪酸」と「オメガ3不飽和脂肪酸」を摂る

がんのエネルギー源である糖質は、同時にからだのエネルギー源でもあります。体内ですばやくブドウ糖に変化してエネルギー源となるので手軽に摂っていますが、栄養素としては絶対に摂らなければならないものではありません。**糖質を摂らない代わりに脂質をしっかり摂っていれば**、肝臓で脂肪酸がケトン体に分解され、**からだのエネルギー源になって**くれます。

ただし、脂質ならば何でもいいというわけではありません。特におすすめしたいのは良質な油です。なかでも「**中鎖脂肪酸を含むオイル**」はケトン体の生成に役立つ食品です。他にも、炎症を抑え、がん予防が期待できる「**オメガ3不飽和脂肪酸を含むオイル**」、LDL（悪玉）コレステロールを増やさないといわれる「オリーブオイル」なども積極的に摂るといいでしょう。逆に「トランス脂肪酸」を含むマーガリンなどは避けたい脂質です。

イチオシ

中鎖脂肪酸を含むオイル類

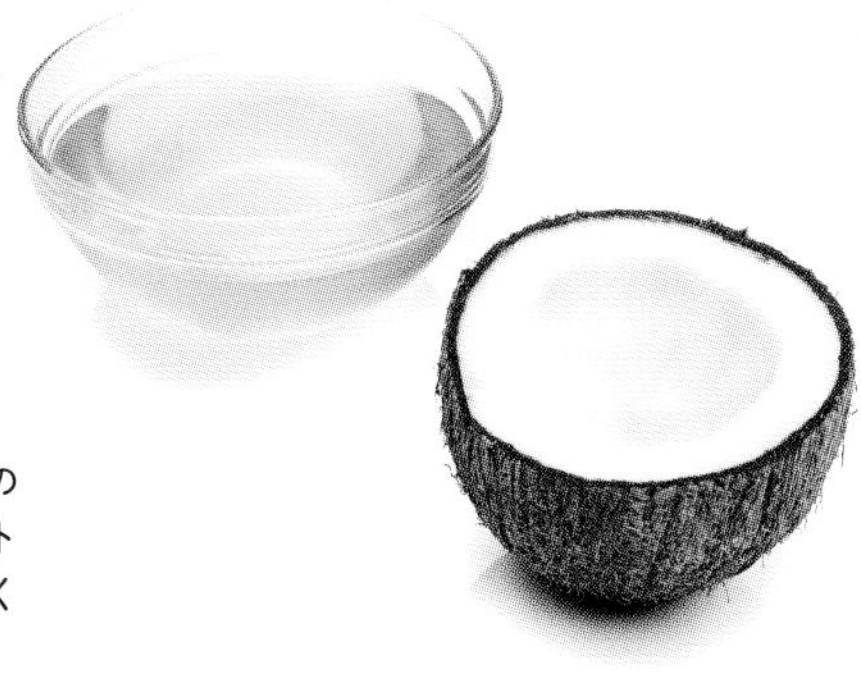

- **MCTオイル(中鎖中性脂肪)**
- **ココナッツオイル　など**

MCTオイルとは中鎖脂肪酸が100%のオイルのこと。ココナッツオイルはケトン体の産生能は高くないが、酸化しにくいため、加熱調理に使用できる。

オススメ

オメガ3不飽和脂肪酸を含むオイル類

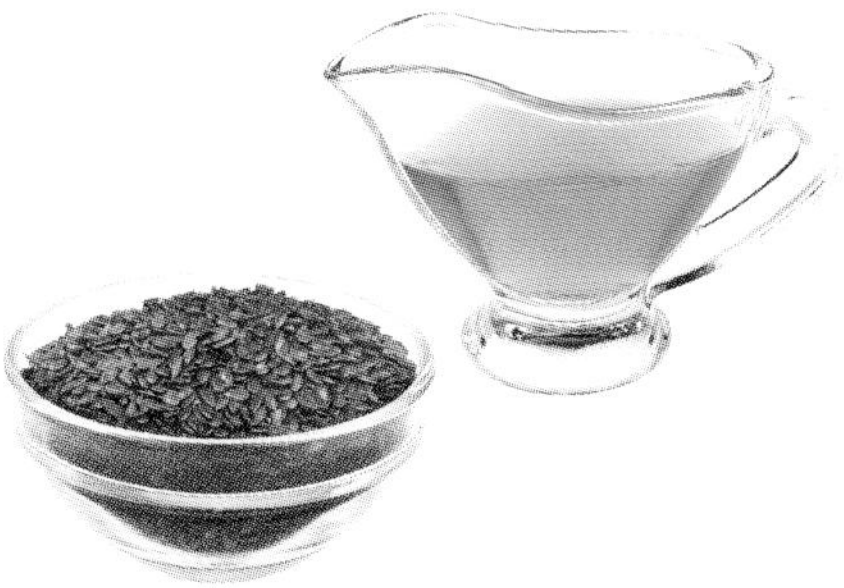

- **アマニ油**　● **エゴマ油**
- **ヘンプシードオイル**
- **サチャインチオイル**
- **魚油　など**

人の体内では生成できない必須脂肪酸で、炎症を抑える他、体内の中性脂肪を減らし、動脈硬化のリスクを抑える働きもある。

オススメ

オレイン酸を含むオリーブオイル

- **エキストラバージンオリーブオイル　など**

LDL(悪玉)コレステロールを抑えるオレイン酸を含むオリーブオイル。精製度が低いエキストラバージンオリーブオイルがおすすめ。

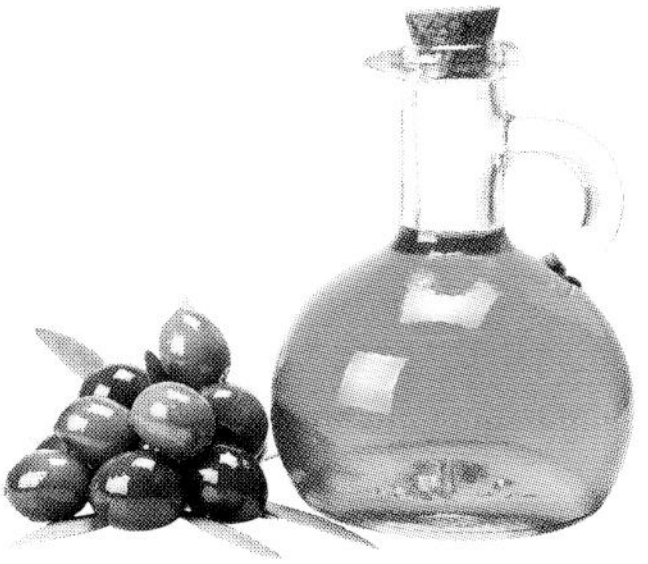

NG

トランス脂肪酸を含む食品

- **マーガリン**　● **ショートニング　など**

心疾患や肥満、アレルギー疾患などとの関係が疑われる食品。発がんリスクも上がるため、避けたい。パン、ケーキ、クッキー、ポテトチップスなどによく使われる。他に加工食品に使われていることもあるので、食品表示をよく確かめて。

おすすめ食材 02

口さみしいときはナッツ類！「オメガ3不飽和脂肪酸」が摂れる

手軽に摂れる食品として、おすすめできるのがナッツ類です。ナッツとは食用の木の実のことをさします。脂肪、たんぱく質、亜鉛やマグネシウムなどの各種ミネラル、ビタミンなどの栄養成分が豊富で、からだの活性に必要な成分を含んでいます。

ナッツ類の多くは脂肪含量が可食部分の50～80％程度と多いことから、食用油の原料になります。**ナッツ類の脂肪は不飽和脂肪酸が豊富**ですから、**そのまま食べてもケトン食に適して**います。

さまざまなナッツがある中で、積極的に摂りたいのは**クルミ**と**ピスタチオ**です。クルミはオメガ3不飽和脂肪酸のα-リノレン酸が豊富に含まれているのが特徴です。α-リノレン酸は体内でつくることができない必須脂肪酸で、ナッツ類でこれが豊富に含まれるのはクルミだけです。**クルミをたくさん食べるとLDL（悪玉）コレステロールが減り、HDL（善玉）コレステロールが増えて、心臓血管系の病気のリスク**

が低くなることが知られています。また、オメガ3不飽和脂肪酸のα-リノレン酸だけでなく、抗酸化成分であるカロテノイドやポリフェノールも豊富で、これらによって**発がん抑制効果がある**といわれています。

ピスタチオは水分が少なく、脂肪とたんぱく質と食物繊維が多い栄養豊富なナッツです。クルミ同様、LDLコレステロールを減らし、**心疾患のリスクを下げる効果**があります。また、腸内の炎症に関連する**悪玉菌を大幅に減少させて大腸の粘膜のバリア機能を改善し、善玉菌を増やす**という研究結果が出ています。

手軽に摂れて栄養豊富なナッツ類ですが、お酒のおつまみに手軽な**ピーナッツには注意が必要**です。ピーナッツはナッツ類と混同しやすいのですが、実はマメ科植物の種子。地中で育ちますから**ナッツ類ではありません**。また、塩で味付けされたものがほとんどで、塩分の摂りすぎにもつながります。塩分の摂りすぎは、胃がんや結腸がん、直腸がんのリスクが高くなるので気をつけましょう。

ナッツ類の摂取量が多いほど、がん発症のリスクと死亡率が低下するという報告もあります。ただ、輸入物が多いため、不適切な保管条件でカビがはえると、カビがつくる毒の一種に発がん性をもつものがあります。信用できるメーカーの、塩を含まないものを選ぶことが大切です。

良質なたんぱく質をたっぷりと。「焦げ」の出ない調理法で

筋肉や臓器、肌、髪、爪だけではなく、体内のホルモンや免疫細胞をつくる材料となる重要な栄養素がたんぱく質です。**ケトン食では糖質は制限しますが、たんぱく質は毎日たっぷり摂る**ことをおすすめしています。その目安は**体重1キロあたり1～2グラム（1日あたり）**。体重50キロの人なら、50～100グラムは摂りたいところです。

食品としては、たんぱく質なら何でもいいというわけではなく、**豆腐や納豆などの大豆製品、鶏肉、魚、卵などがおすすめ**です。ただし、焼いたり揚げたりする高温調理で生じる「焦げ」は、がんのリスクを高めるといわれています。調理には十分注意し、もし、焦がした場合は、その部分は食べないようにしましょう。ときには蒸す、茹でるといった調理法も取り入れて、焦がさないような工夫を。

生食が可能な魚は、刺身で食べるのがベストです。

イチオシ

大豆製品

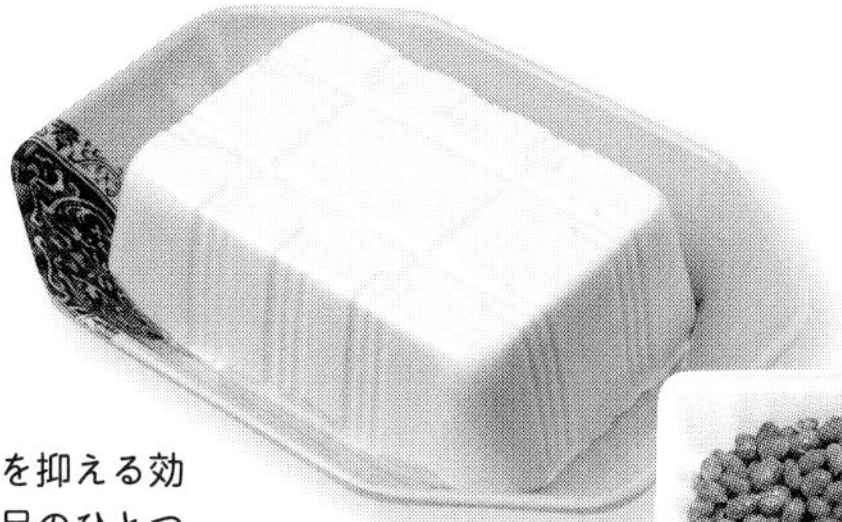

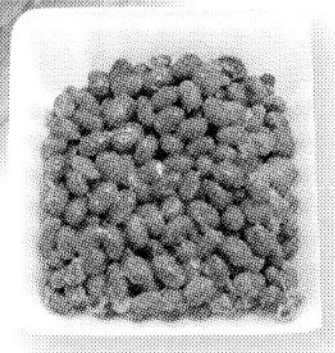

●豆腐　●納豆　など

食物繊維が豊富で、血糖値の上昇を抑える効果がある。いくら食べてもよい食品のひとつ。

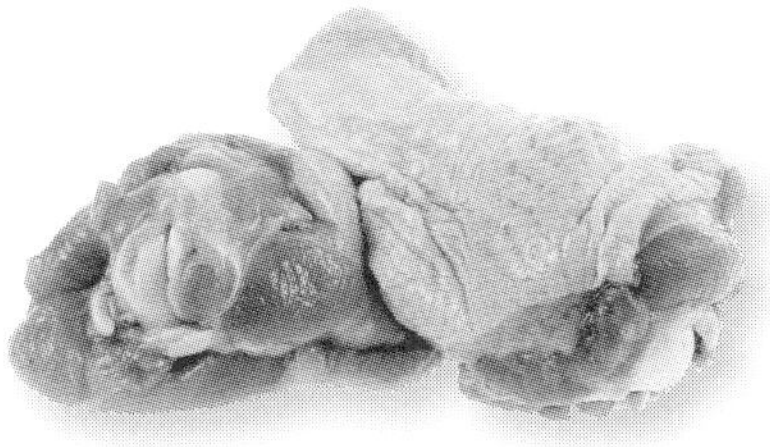

オススメ

鶏肉

肉の中では脂肪が少ないうえに、良質なたんぱく質が豊富な鶏肉。むね肉がおすすめ。

オススメ

魚

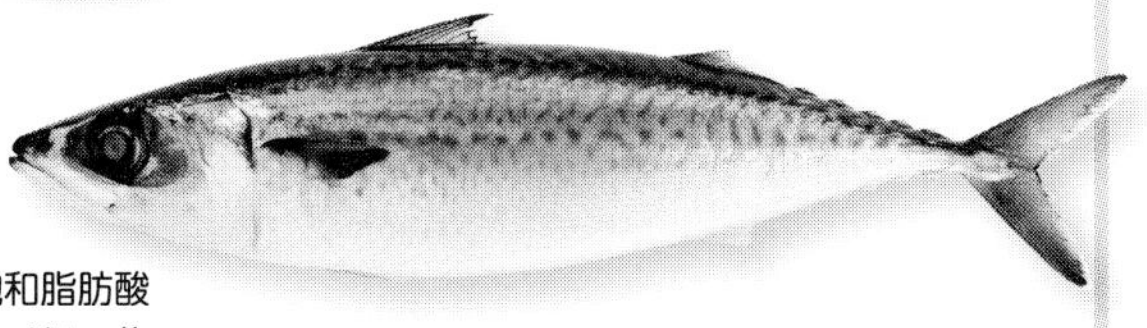

DHA、EPAなどオメガ３不飽和脂肪酸を含み、たんぱく質も豊富。ただし、焦げるほど焼くのはNG。生食がベスト。

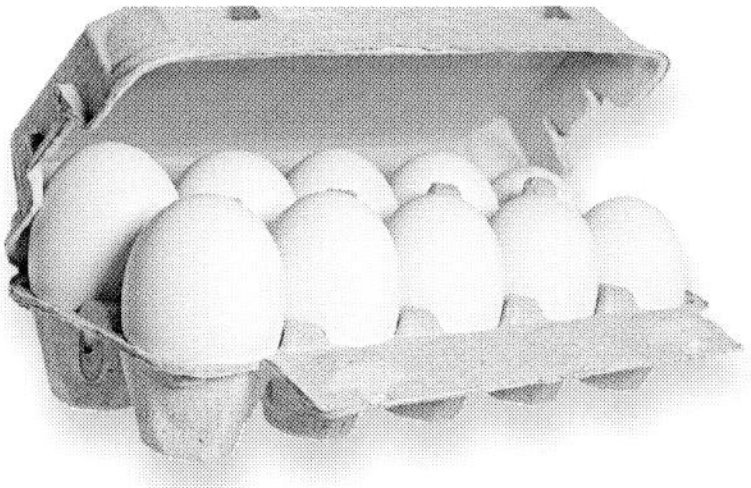

オススメ

卵

「コレステロールが多いので避けたほうがいい」といわれたのは昔のこと。良質なたんぱく質が摂れるケトン食向きの食品。

△ 少しなら摂ってもよい食品

●赤身の肉　●加工肉（ソーセージ、ハム、ベーコンなど）
●乳製品（牛乳、チーズ、バターなど）

糖質の量は問題ないものの、動物性脂肪が多い、鉄分が多い、食品添加物が含まれるといった理由で、摂りすぎはよくない食品。特に乳製品と糖質を同時に摂ると血糖値が急上昇するので、摂り方には注意が必要。

主食の糖質を減らすためのポイントは「置き換え」

糖質を減らすケトン食を実行しようとするとき、いちばん問題になるのは「主食」です。糖質を豊富に含む食品の代表が米や小麦などの穀類ですが、日本人は白米やパン、麺類などを主食にしています。これらはすべて穀物からできているからです。白米やパン、麺類を主食として1日3回食べていると、それだけで1日の糖質量はかなり多くなります。まずは**主食の回数を減らすか、1回に食べる量を減らす**などして、段階的に主食の糖質を減らしていきましょう。

とはいえ、主食をしっかり食べている人にとっては、これは厳しいことかもしれません。その場合は、**糖質の量が少ない食品に置き換える**のもひとつの方法です。ポイントは**精製されていない穀物を選ぶ**ことです。また、いきなり主食から箸をつけるのではなく、**食事の最後に食べるようにすると、糖質の吸収が遅く**なります。

いきなり主食をやめるのは挫折のもと。段階を踏んで慣れていきましょう。

主食の置き換え例

白米 ➡ 玄米

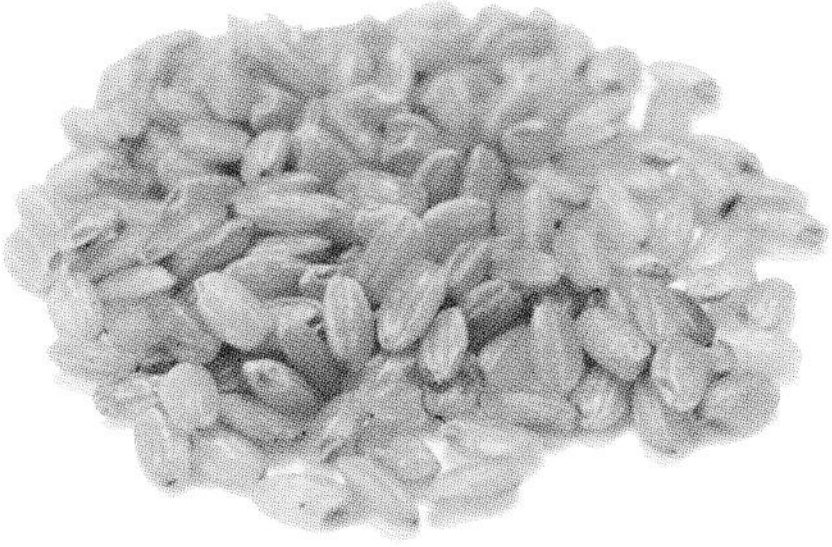

収穫した米から籾殻をのぞいたものが「玄米」で、「白米」は玄米からさらにぬかや胚芽を取りのぞいたもの。精製されていない玄米は、血糖値の上昇を防ぐ食物繊維が豊富。玄米が苦手な場合は、五分づき、七分づきでもいい（○分づきは、どれだけ精米したかを表す数字。数字が小さいほど玄米に近くなる）。

全粒粉パスタ ⬅ パスタ

小麦の外皮を取りのぞくことなく、丸ごと使ったのが全粒粉。普通のパスタより血糖値の急上昇を抑える。パスタだけでなく、パンも全粒粉パンを選んだほうがいい。

うどん ➡ そば

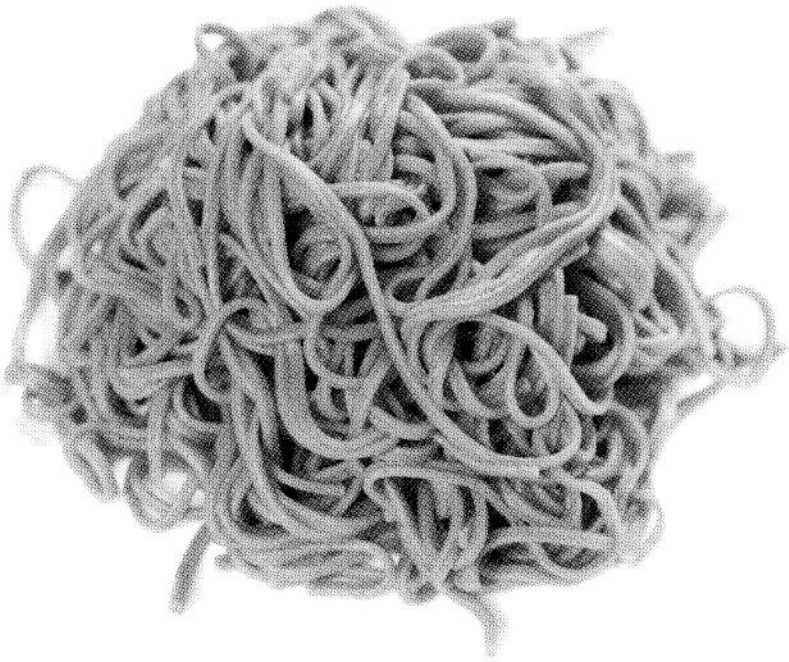

白米、パン、うどん、パスタなどの主食の中では糖質量が少なく、血糖値の上昇もゆるやか。

小麦ふすま ⬅ 小麦粉

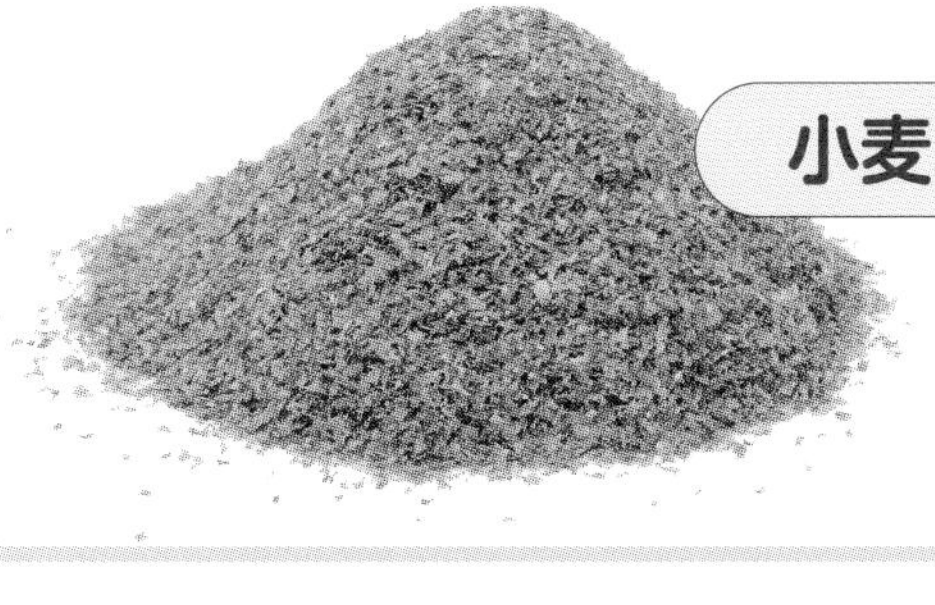

小麦の外皮だけを粉にした小麦ふすまは、糖質量が少ないだけでなく、ビタミン、ミネラル、食物繊維を豊富に含む。

「腸活」はがん予防のカギ！ 腸内環境を整える食物繊維や発酵食品を

人の腸の中には、１００種類ほどの細菌がおよそ１００兆個も棲みついているといわれています。近年、腸内環境をよい状態にするために、**食事や運動に気をつける活動「腸活」**という言葉が広く認知されるようになりました。腸の環境はよい状態に整うと、免疫力が上がったり、質のいい睡眠が取れるようになったり、細胞や組織の炎症を抑えて老化予防が期待できるなど、多くのメリットがあります。もちろん、**がんの予防においても「腸活」はとても重要**です。

腸には大別すると３つの菌が棲んでいます。いわゆる「悪玉菌」と「善玉菌」、そしてどちらでもない「日和見《ひよりみ》菌」です。ウェルシュ菌やクロストリジウム菌などの悪玉菌は、腸内のたんぱく質やアミノ酸を腐敗させて、アンモニアやフェノールやインドールなどの有害物質や発がん物質を発生させます。

対する**ビフィズス菌、乳酸菌などの善玉菌**は、悪玉菌の増殖を抑制し、腸内の腐敗を抑えます。**便秘の防止や免疫機能を活発にする作用もある**ため、大腸がんだけでなく、**さまざまながんの予防に効果がある**ことが知られています。

腸内の悪玉菌は便秘のときに増えます。便秘が続くと腸内でアンモニアや硫化水素、インドールなどの有害物質の発生が増加します。これらの有害物質は腸管から吸収されて、肝臓で分解（解毒）されますが、これは肝臓の負担になり、からだの抵抗力や治癒力が低下する原因になります。実際、腸には体内の免疫細胞の約６割が集まっているといわれています。

こうして考えていくと、便秘は健康の大敵です。普段から運動したり、食事に注意して便秘にならないことが、がん予防でもとても重要です。

食事における「腸活」では、食物繊維をたっぷり摂りましょう。**食物繊維はブドウ糖として利用されないので、いくら食べても問題はありません**。また、発がん物質を吸着したり、便の量を増やすことで腸内の発がん物質と腸粘膜の接触を減少させる効果があります。

さらに、**発酵食品を積極的に摂る**こともおすすめします。**発酵食品には善玉菌が豊富に含まれている**からです。腸の健康はからだの健康に直結します。がん予防のためにも、すぐに腸活を始めましょう。

column 2

抗がん食品の王様は「野菜」

1990年にアメリカは、国家プロジェクトとして**『デザイナーフーズ計画』**をスタートしました。これはアメリカ国立がん研究所(NCI)が、**「がんを食事で予防できるのではないか」**という仮説を立てて始めたプロジェクトです。このプロジェクトにはさまざまな研究員が参加して、膨大なデータを収集し、その中から**がん抑制効果のある食品を40種類選抜**。その重要度に合わせてピラミッド型にしたのが下の図です。

この図を見ればよくわかりますが、**がんを抑制する食品のほとんどは「野菜」**です。本書では、この野菜を中心に、おいしく摂れる「ケトン食スープ」のレシピを、第４章でご紹介しています。

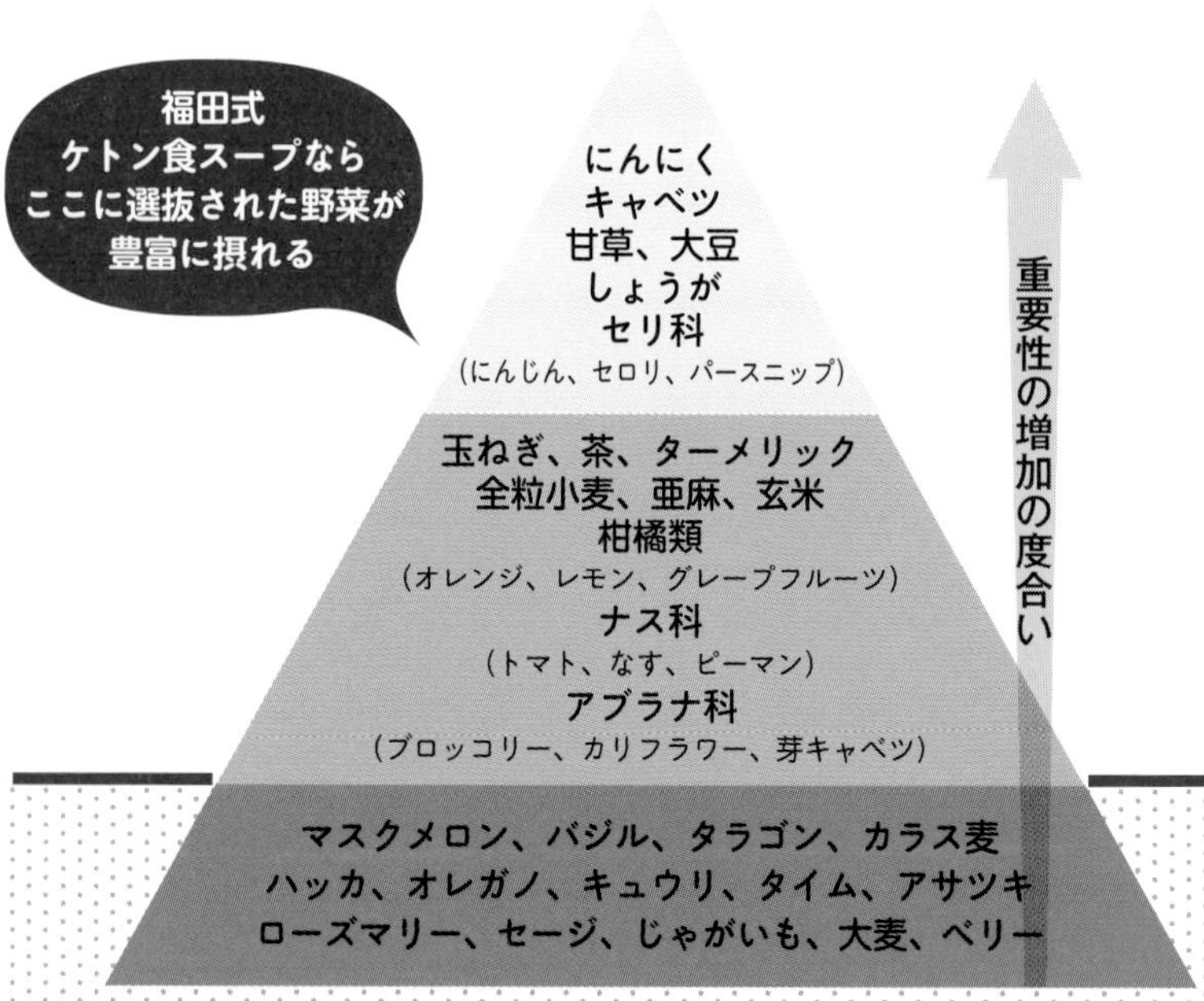

第3章

ケトン食を続けるにはスープが最強

ファイトケミカルを煮出すと効果アップ「野菜スープ」はがん予防に最強!

「ケトン食」の効果を上げる最適メニューが、がん予防に有効な野菜のファイトケミカルを余すところなく摂れる「ケトン食スープ」です。本章では「ケトン食スープ」のメリットをお伝えします。

ファイトケミカル 01

野菜に含まれるファイトケミカルは抗がん成分の宝庫

がんの発生や再発を促す要因として、生活習慣や食生活があげられます。具体的には**喫煙**、**過度の飲酒**、**運動不足や肥満**、それに**毎日の食生活など**です。一部のがんをのぞいてがんは遺伝ではないといわれていますが、家族で同じ食卓を囲んでいれば、がんになりやすい食事を共有していることになるので、自身の食事内容を今一度見直すことが必要です。

がんを引き起こす食生活として、**糖質や動物性脂肪の摂りすぎ**が問題になります。これらはがんのみならず、肥満や高血圧など生活習慣病の原因にもなりますから気をつけましょう。

一方で野菜や果物、豆類などの植物性食品、精製度の低い穀類などはがんの発生や再発を予防する効果があるといわれています。

とりわけ**野菜や果物**には、からだの免疫力を高める「**免疫増強**」、細胞にダメージを与え、からだを酸化させてしまう原因になる活性酸素の害を防ぐ「**抗酸化**」の成分、発がん物質を不活性化する「**解毒**」成分、がん細胞の増殖を抑える「**がん細胞増殖抑制**」の成分などが含まれています。これらの成分をしっかり摂ることで、がんの発生や再発の予防に効果があると考えられます。

植物に含まれるこのような成分を「**ファイトケミカル**（phytochemical）」といいます。「phyto」は植物、「chemical」は化学を意味し、ファイトケミカルは植物に含まれる天然の化学成分を示す言葉です。

これらのファイトケミカルからは**がんを予防する効果をもった成分**が多数見つかっています。たとえば、**大豆のイソフラボン、お茶のカテキン、緑黄色野菜のカロテノイド、ブルーベリーのアントシアニンなど**で、これらの成分はいろいろな食品やサプリメントにも利用されるようになってきています。

毎日の食事で抗がん作用のある**ファイトケミカルを摂ることは、がん細胞の発生や増殖の抑制に有効**だと考えられます。しかし、大量の野菜を一度に摂ることは現実的には難しいでしょう。そこで考案されたのが、**野菜を使った本書の「ケトン食スープ」**なのです。

ファイトケミカル 02

アブラナ科の葉物野菜はがん予防のスープに最適

がん対策に役立つファイトケミカル豊富な野菜の中でも、特におすすめしたいのがアブラナ科の野菜です。**ブロッコリー、キャベツ、白菜、小松菜、チンゲンサイ、からし菜などのアブラナ科の葉物野菜は糖質が少なく**、他の野菜には含まれていないグルコシノレートという物質が含まれています。このグルコシノレートは体内で酵素によって分解され、イソチオシアネートという非常に辛い物質に変化します。わさびをすりおろすと辛みが出るのは、細胞が壊れてイソチオシアネートが生成するためです。

強いがん予防効果を発揮することで有名なスルフォラファンという物質は、このイソチオシアネートの一種です。アブラナ科の野菜にはイソチオシアネートに変化するグルコシノレートや抗酸化ビタミンが豊富に含まれているので、**発がん物質を無毒化したり、がんの予防に役立つ野菜として、大いに活用したい**ものです。

アブラナ科の葉物野菜

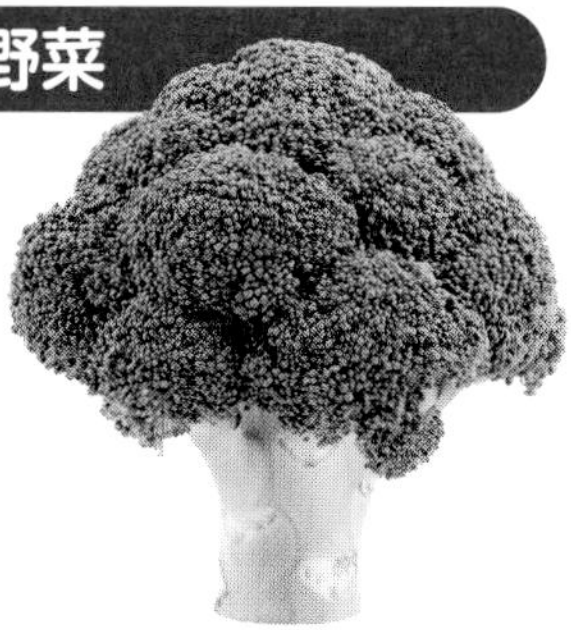

オススメ　ブロッコリー

野生のキャベツを改良して誕生したブロッコリーは、ビタミンとミネラルが豊富。特にビタミンCの含有量はレモンやイチゴより多く、群を抜いている。茎や葉にも食物繊維や栄養素が豊富なので、捨てずに食べたい。ちなみにカリフラワーはブロッコリーの改良野菜。

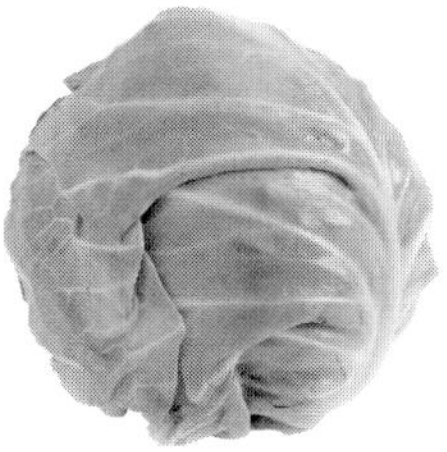

オススメ　キャベツ

胃粘膜を保護するビタミンUを含む。免疫力を高めるビタミンCも豊富。イソチオシアネート、ペルオキシダーゼなど、がん抑制に効く成分を含む。

オススメ　白菜

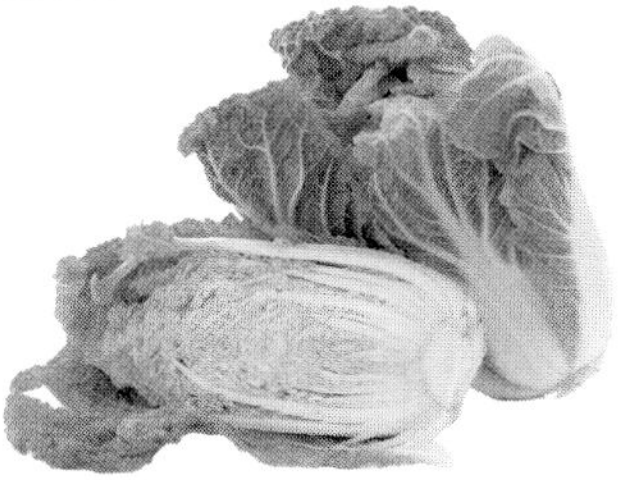

糖質が少なく、ほとんどが水分で低カロリー。ミネラルやビタミンをバランスよく含んでいる。煮ると、水に溶け出したミネラルやビタミンを逃さず摂取できるので、冬のスープにはかかせない。

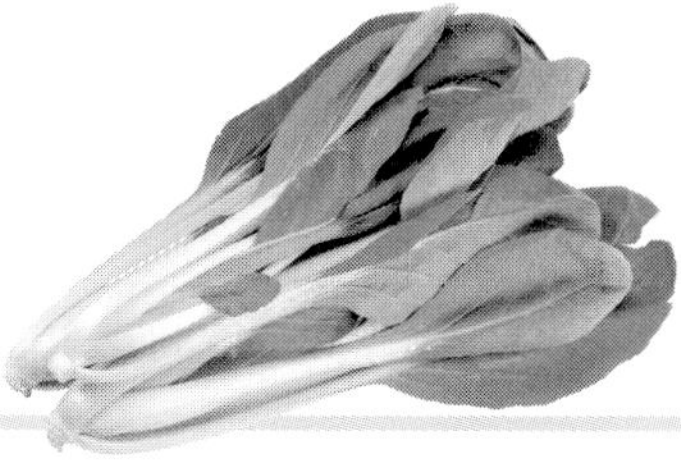

オススメ　小松菜

ビタミンCとE、ファイトケミカルのβ-カロテンが豊富で抗酸化作用がある。カルシウムや鉄分などのミネラル、食物繊維も多い。

ファイトケミカル 03

ファイトケミカルたっぷりの旬の野菜と要注意の野菜

50～51ページでもお伝えしたように、ファイトケミカルたっぷりの**アブラナ科の葉物野菜はケトン食スープに最適**です。他にも**大根、スプラウト、ゴーヤなど**、ファイトケミカルを含む野菜はおすすめです。ファイトケミカルは、植物が紫外線や害虫から身を守るための物質で、**日光を浴びた新鮮な野菜に多い**ことが知られています。ファイトケミカルが**旬の野菜に多く含まれる**のはそのためです。

野菜は低カロリーでヘルシーなイメージがありますが、注意しなければならない野菜も少なからず存在します。なぜなら、ファイトケミカルを含む野菜でも糖質が多いものは、ファイトケミカルによるメリットと、糖質摂取によるデメリットを天秤にかけなければならないからです。

次ページの「オススメ」と「**注意すべき野菜**」を参照し、野菜の種類と量をバランスよく摂るようにしましょう。

オススメ　大根

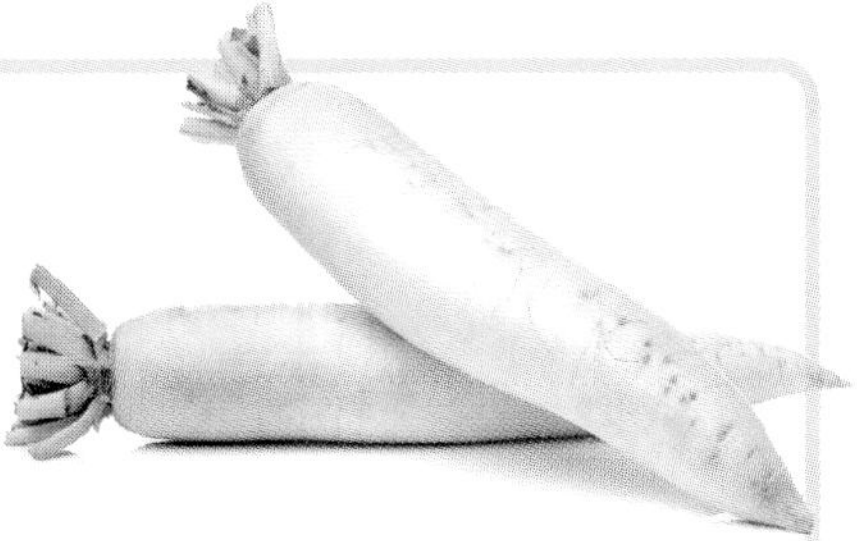

根菜類は糖質量が多いので摂りすぎには注意が必要だが、大根は糖質量が少なめでおすすめ。煮物に加える場合は、砂糖を使わないように。

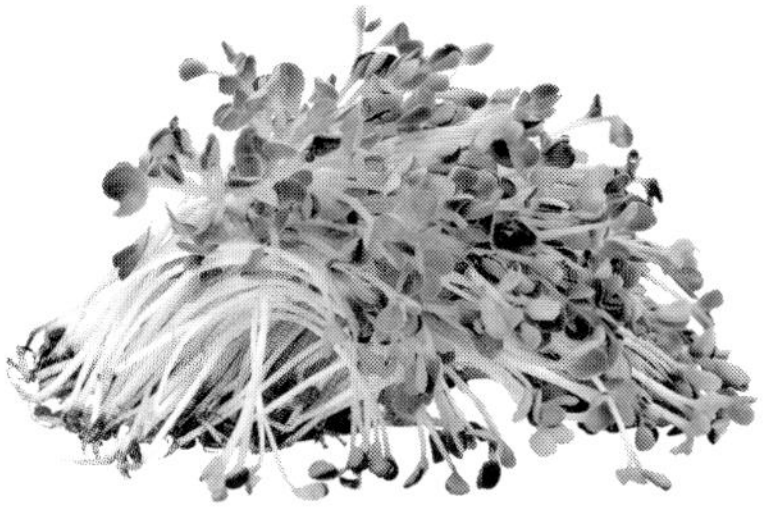

オススメ　スプラウト

発芽直後の植物の新芽。エンドウ豆が発芽したものが豆苗。植物は新芽が出るとき、乾燥した種では存在しなかった種類のビタミンや他の栄養成分を合成するので、新芽であるスプラウトはビタミンやミネラルを他の野菜の何倍も含む。

オススメ　ゴーヤ（苦瓜《にがうり》）

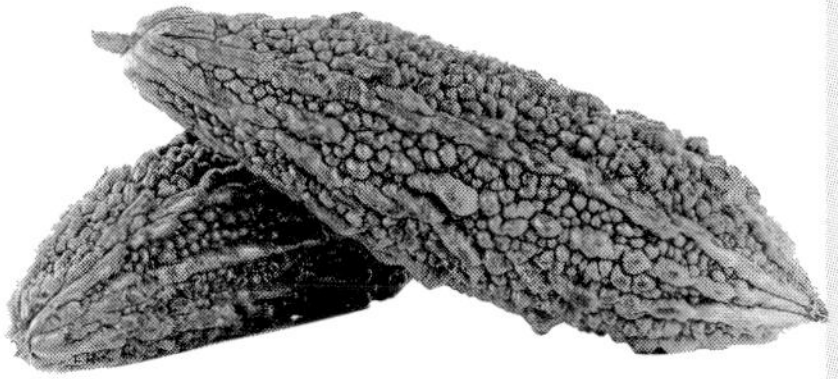

糖質が少なく、低カロリーでビタミンCが豊富。ゴーヤのビタミンCは野菜の中でも加熱に強く、肉や卵、油との相性もいいので使いやすい。夏のケトン食スープに最適な野菜。

注意すべき野菜

●いも類

ジャガイモ、サツマイモは糖質量が多く、基本的には避けたい食材。特にマッシュポテトなどつぶしたものは消化吸収がよく、血糖値を急上昇させるので摂らないように。

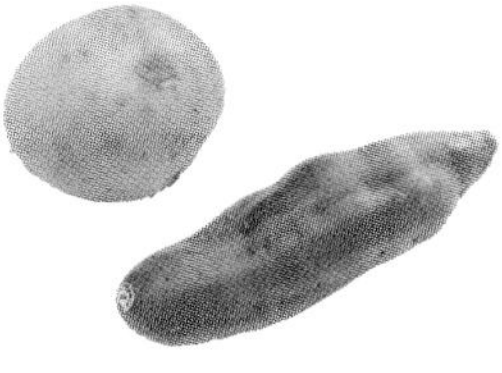

●根菜類

にんじん、レンコン、ゴボウといった根菜類は抗酸化成分や食物繊維が豊富。一方で糖質量が多いので摂りすぎないように注意したい。砂糖を使った味付けもNG。

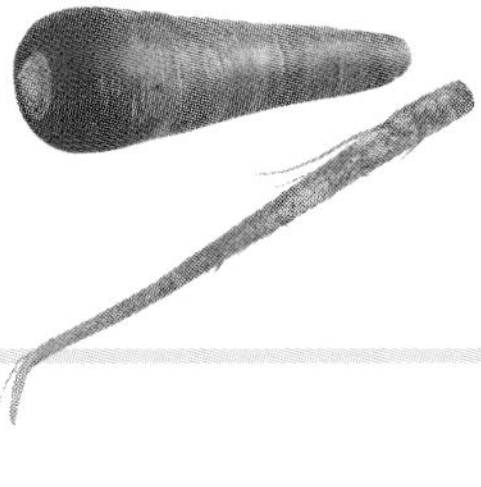

●果菜類

甘いトマト、かぼちゃなどの果菜類は当然、糖質も多い。特にフルーツトマトは糖質が多いので摂るのは控えたい。

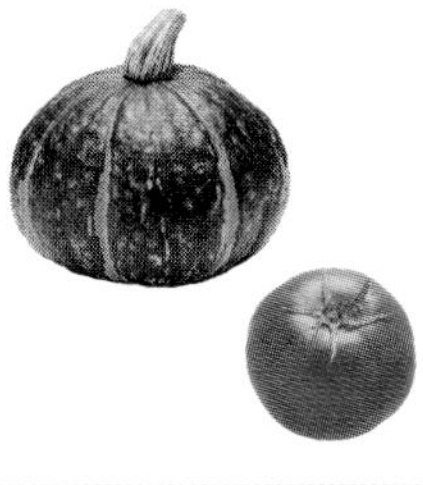

野菜スープ 01

ファイトケミカルは煮出すことで効果が100倍に！

「野菜はたくさん食べたほうがいい」ということは誰もが知っています。厚生労働省でも「１日に３５０グラム」という具体的な目標値を示しています。しかし、２０１８年の調査では、日本人の野菜類の平均摂取量は成人男性で約２９０グラム、女性で約２７０グラムという結果が出ており、目標値には届いていません。

しかも、**野菜は生で食べた場合、せっかくの成分が十分に摂れていない可能性がある**のです。

生野菜を食べると「シャキシャキ」と音がします。これは野菜に細胞壁があるからです。植物は細胞のまわりを硬い細胞壁で囲み、中の細胞が壊れないような構造になっています。この硬い細胞壁の主要成分はセルロースからできていて、草食性の動物であれば、消化管の中にセルロースを分解する微生物が棲んでいて、生の植物を食べても有効成分を体内に取り入れることができます。

ところが**人間は、セルロースを分解する酵素のセルラーゼをもっていない**ばかりか、硬い繊維質を発酵させるほどの長い腸でもありません。そのため、野菜を生のままで食べると、細胞内にある成分をそう簡単に取り込むことができません。よく噛む程度では硬い細胞壁を壊して、中の成分を溶け出させることは難しいのです。

つまり、野菜類に含まれている抗酸化成分やがん予防効果をもつファイトケミカルの多くは、**生の野菜を食べた場合、それほど体内に吸収されない**ということになってしまいます。

では、野菜はどうやって食べるのが望ましいのでしょうか。いちばんは**スープに入れるという方法**です。野菜を水に入れて加熱すると、野菜の細胞膜をつくっているヘミセルロースやペクチンが溶け出し、さらに細胞内のガスが膨張して、細胞壁の破壊が起こります。細胞壁が壊れれば、**細胞内の有効成分が水に溶け出し、人のからだで利用可能な状態**になります。

複数の研究結果では、**加熱したほうがファイトケミカルの体内吸収の効率が高まる野菜も**報告されています。たとえば、トマトを加熱すると、リコピン（カロテノイドの一種）やナリンゲニン（フラボノイドの一種）やクロロゲン酸（フェノール類）が体内で吸収されやすくなります。

野菜の煮汁（スープ）には、生野菜と比べて数倍から１００倍以上も有効成分が溶け出しているという報告もあります。

　シャキシャキした生野菜もおいしいですが、せっかくの有効成分をからだに取り入れるためには、断然スープがおすすめです。生ではかさ高い野菜も、**スープに入ればしんなりとして、たくさんの量が摂れます**。野菜のファイトケミカルを効率的にいかすためには、いちばんの方法です。

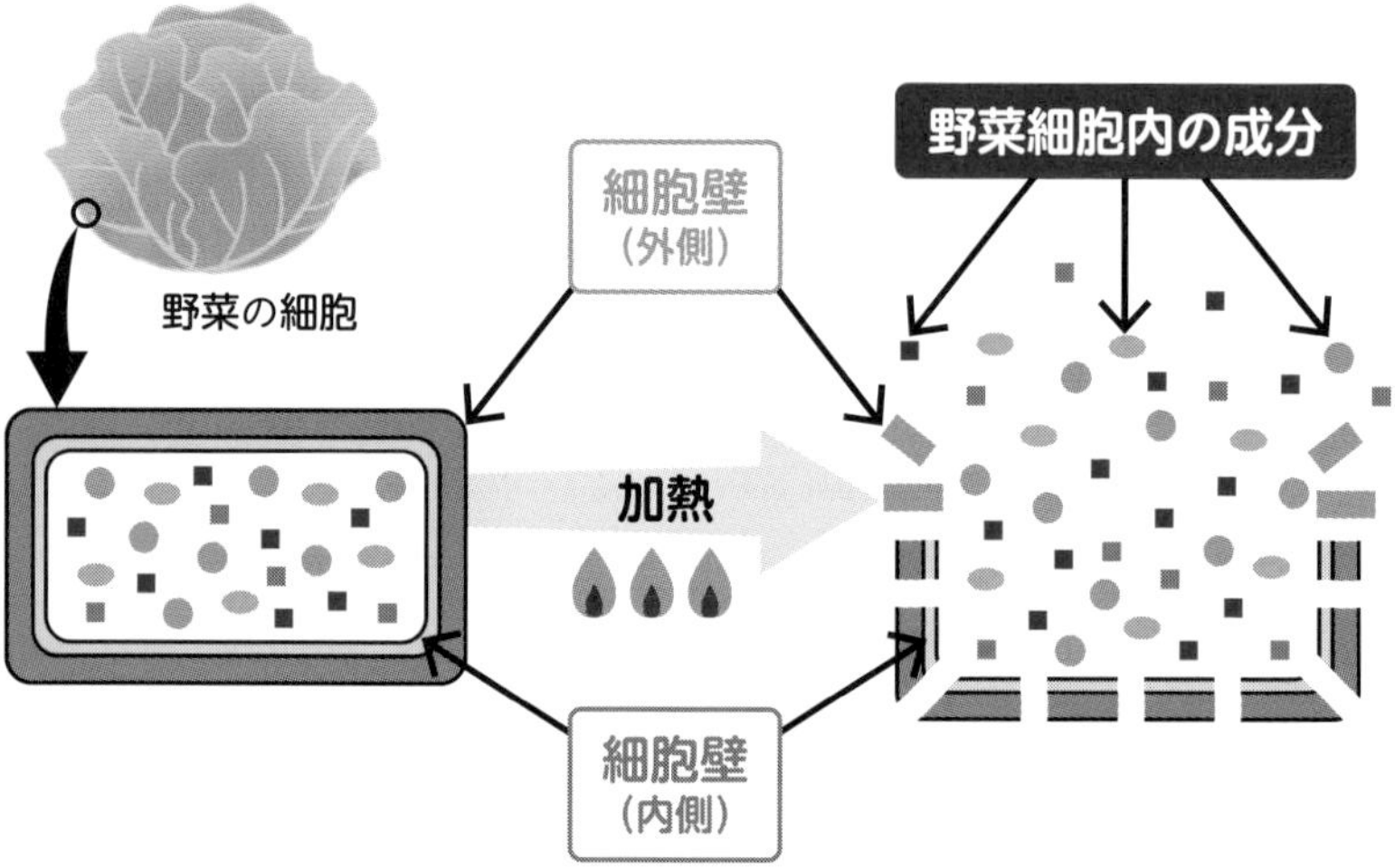

植物の細胞は硬い細胞壁で囲まれていて、人の消化酵素では細胞壁を壊すことはできない。加熱することによって細胞壁が壊れ、細胞内の成分が溶け出しやすくなる。加熱してスープにしたほうが生野菜で食べるより、植物中の有効成分の体内吸収の効率が格段に高くなる。

野菜スープ 02

がん治療中の人も加熱した野菜スープなら安心

本書を手に取ってくださった人の中には、実際にがんの治療中であるという人、またそのご家族もいらっしゃるでしょう。そういう人たちにとって、**野菜スープは最も安全で安心な野菜の調理法**といえます。

単純に野菜の細胞膜を破壊するというだけなら、ミキサーを利用すればいいかもしれません。ミキサーで野菜を粉砕してジュースにすれば、細胞壁が破壊され、野菜に含まれている成分がからだの中で利用されやすくなるからです。

しかし、これには一抹の不安が残ります。それは、病原菌による感染症の懸念です。がん治療中の多くの人は抗がん剤を使用されていることでしょう。**抗がん剤を使用していると白血球が減少し、免疫力が低下して感染症にかかりやすく**なります。

特に無農薬や減農薬の野菜の場合、付着している寄生虫の卵や病原性大腸菌のような病原菌も心配です。それをそのままミキサーにかけて、からだに入れてしまったとしたら……。抗がん剤によって免疫力が低下しているところに、わざわざ**病原菌のリスクがある生野菜のジュース**を摂る必要があるでしょうか？　それによって感染症を引き起こす危険性が高くなるのは明らかです。

　一部には、生野菜を支持する意見もあります。その根拠は、加熱することによってビタミンCなどの一部の成分が壊れてしまうというものです。しかし、ビタミンCが熱によって分解されるというのは、純粋なビタミンCを蒸留水溶液で実験した場合の話です。野菜にはいろいろな成分が含まれています。他の抗酸化作用もある成分との共存下では、分解はほとんど起こらないのです。

　そもそも野菜をお湯で加熱した場合、水溶性のビタミンやミネラルが溶け出してなくなってしまうというのは、煮汁を捨てた場合の話です。**スープにして摂るなら、成分が溶け出した水分ごと飲むわけですから、水溶性ビタミンの損失などほとんど問題になりません**。

　むしろ、加熱してスープにすることのメリットはたくさんあります。**野菜スープなら、野菜のうまみが溶け出していますので、味付けも薄味ですみ、減塩しやすくなります**。無理に味付けしなくても、野菜のうまみで十分おいしいスープになるからです。

　また、温かいスープはからだを温めます。**からだが温まると免疫力が上がる**ことはよく知られています。逆に冷たいジュースでは消化器系を冷やしてしまい、内臓の機能も低下して、体力や免疫力の低下にもつながります。

がん治療中の人、むしろがん治療中の人にこそ、安心して野菜を摂ってほしいものです。そのためには、**野菜スープが最善の方法**なのです。

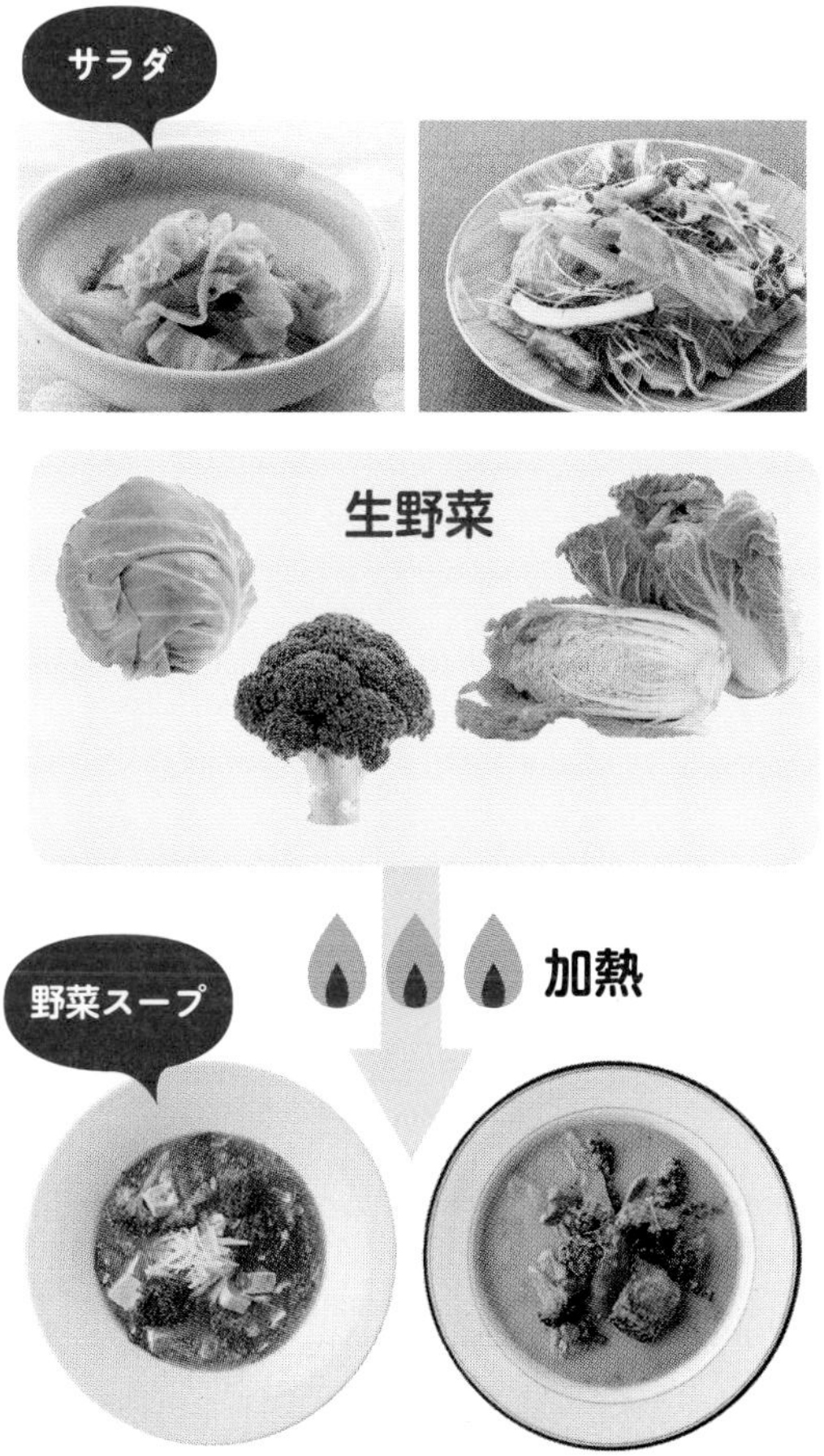

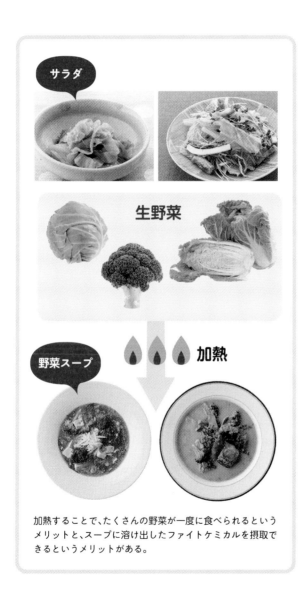

加熱することで、たくさんの野菜が一度に食べられるというメリットと、スープに溶け出したファイトケミカルを摂取できるというメリットがある。

だしはキノコ類、海藻類で。うまみが出て塩分も控えられる

野菜ではありませんが、**キノコ類や海藻類もケトン食スープにはおすすめ**の食材です。その理由は、がん予防に効果を発揮する成分が含まれ、糖質が少ないものが多いからです。

キノコ類に豊富に含まれているβ-グルカンはリンパ球を刺激し、**免疫力を高め**ます。これによってがんの再発や転移を防ぐ効果があるといわれています。

また、**食物繊維、ビタミン、ミネラルも豊富**に含まれています。エルゴステロールという脂溶性物質は体内でビタミンD_2になり、**がん予防に効果を発揮**します。

海藻類もビタミン、ミネラル、食物繊維の宝庫でありながら、糖質ゼロのものも多く、積極的に摂りたい食品です。**キノコ類や海藻類はスープとの相性もよく**、加熱してうまみが出れば、味付けの塩分を抑えることにも役立ちますから、一石二鳥のすぐれた食材といえます。

イチオシ

舞茸

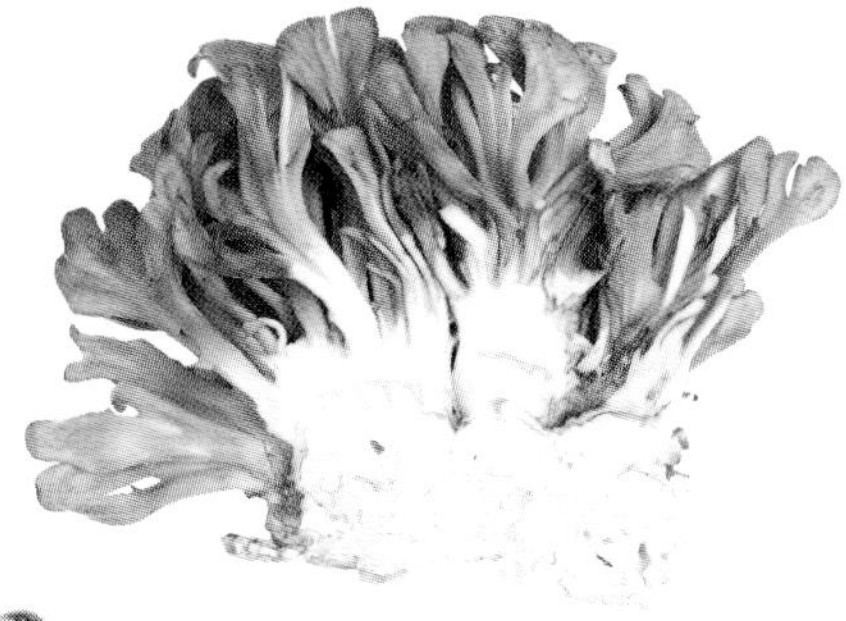

サルノコシカケ科のキノコにはβ-グルカンが豊富に含まれているが、食べられるのは舞茸のみ。がん予防に最適なキノコ。

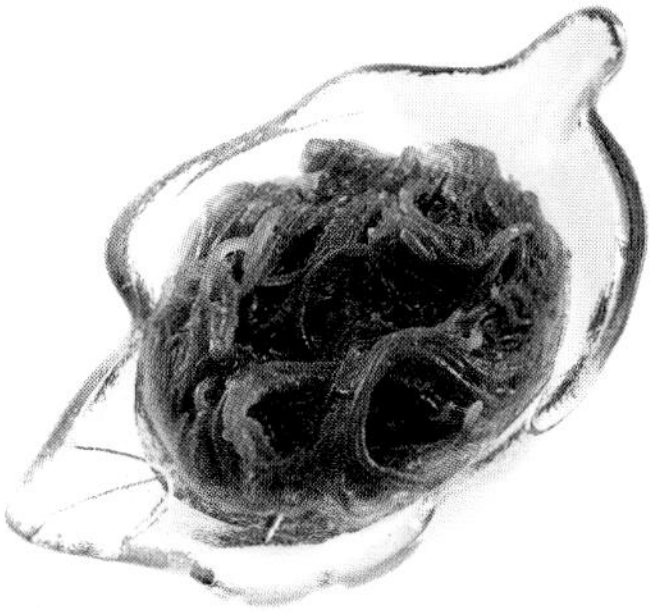

もずく

イチオシ

もずくやめかぶには水に溶ける水溶性食物繊維が含まれている。体内の余分な糖を排出する働きがある。

オススメ

マッシュルーム

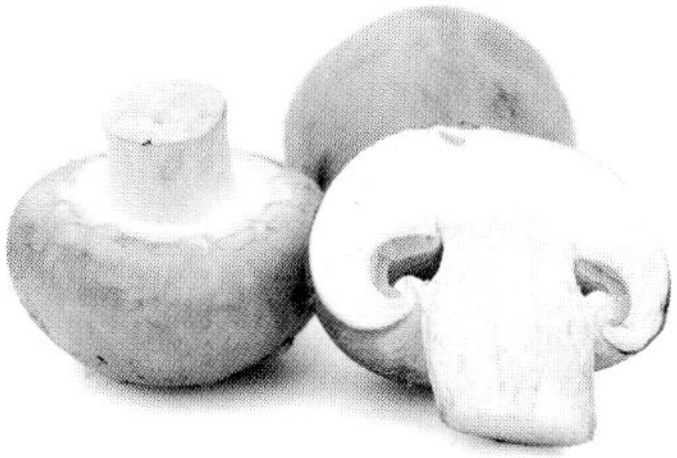

キノコ類の中でも糖質が少ない。他にはしめじ、なめこなども糖質が少ないキノコ。

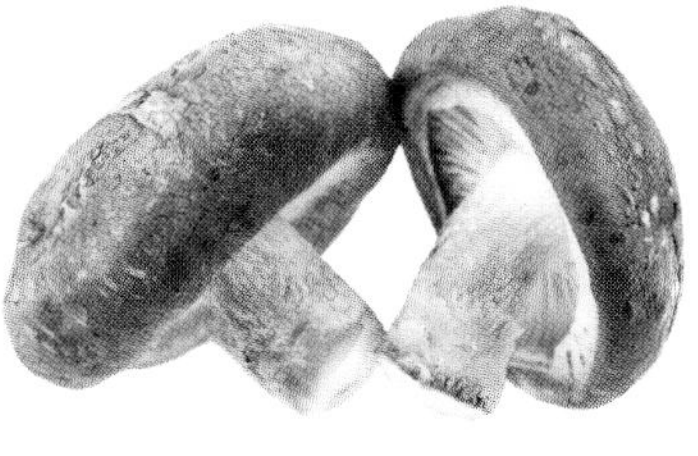

オススメ

しいたけ

干ししいたけは、干すことでビタミンD_2やうまみ、香り成分が増える。戻し汁はだしとして利用できる。

オススメ

ひじき

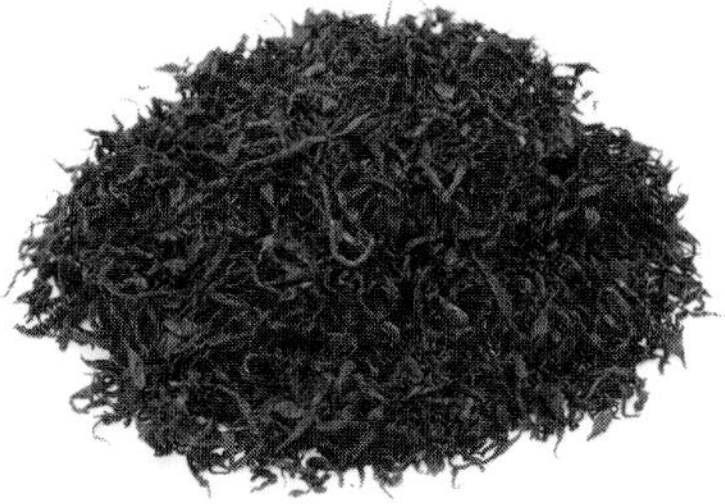

カルシウム、亜鉛、ヨウ素など、普段摂取しづらいミネラル類とビタミン、食物繊維などを含み栄養価が高い。ただし、煮物にするときは調味料の糖質に注意が必要。

福田式ケトン食スープとは

誰でもすぐ手軽に始められるケトン食スープ生活。ルールをおさらいしておきましょう。

まとめ 01 ファイトケミカルが豊富な旬の野菜を入れる

からだをさびさせない「抗酸化作用」やがん細胞の発生を阻止する「抗炎症作用」「解毒作用」、免疫細胞の数を増やし、働きを強めたり調整する「免疫の増強・調整」など、**野菜には天然の機能性成分（ファイトケミカル）があります。**このファイトケミカルを豊富に含む野菜こそが「ケトン食スープ」の主役です。**ファイトケミカルは旬の野菜に多く含まれています。**

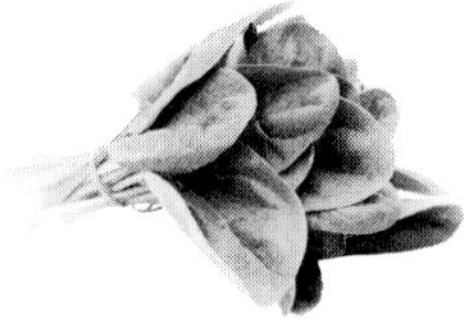

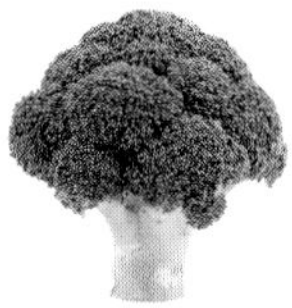

まとめ 02 1日の糖質量は80グラムのゆるやかな制限に

がん細胞のエネルギー源となる糖質を制限し、ケトン体の材料となる脂肪分を積極的に摂るのがケトン食スープ。現時点でからだにがんがなく、**予防や再発防止が目的なら、1日の糖質は80グラム**で十分です。がんを発症していてがんの縮小・消滅を目的とするなら、1日20グラム以下に厳しく制限する必要があります。最初から厳しすぎる糖質制限は挫折する原因になります。本書では食事を楽しみながら、**予防・再発防止が目的の人に向けて、ゆるやかな糖質制限**をベースにレシピを紹介しています。

1日の糖質は80グラム

まとめ 03 野菜・果物類は糖質量に注意して選択

野菜はヘルシーというイメージがありますが、ケトン食スープでは野菜なら何でもいいというわけではありません。**野菜には糖質が多いものもあるから**です。糖質量の多い野菜を選ぶと、野菜の有効成分よりも糖質によるがん促進のほうが勝ることがあります。同じように**果物は糖質量が多い**ので、摂るのは少量にとどめましょう。

まとめ 04 たんぱく質は体重1キロあたり1～2グラムを目安に

細胞の材料になるたんぱく質は免疫力を高めるためにも必要な栄養素です。1日の目安として、体重1キロあたり1～2グラムは摂りましょう。**特に良質な油を含む魚、鶏肉、食物繊維が豊富な大豆製品などがおすすめです。**

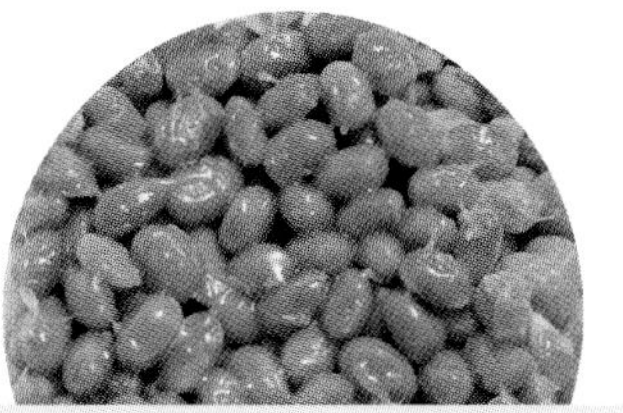

まとめ 05 食物繊維はたっぷり摂る

食物繊維はブドウ糖として体内で利用されません。そのため、いくら食べても問題はありません。むしろ**腸内環境を整えて便秘を改善したり、血糖値の上昇を抑えたり、脂肪を排出する効果が期待**できるので積極的に摂りましょう。

まとめ 06 使う油を選ぶ

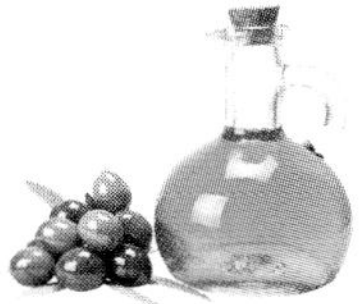

オメガ3不飽和脂肪酸を含むアマニ油、**エゴマ油、魚油などは、がんの増殖を抑制します。**また、オレイン酸を含む**オリーブオイルはがんだけではなく動脈硬化の予防にも役立ちます。**使う油も厳選しましょう。

まとめ 07 中鎖脂肪酸をしっかり摂る

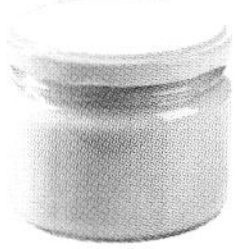

中鎖脂肪酸は**肝臓ですぐに分解**されて、すばやくケトン体を生成します。そのため、ゆるやかな糖質制限では積極的に取り入れたいものです。**中鎖脂肪酸が100%のMCTオイル**が販売されています。**中鎖脂肪酸を1日に30～60グラムを目標に**摂りましょう。

column 3

がん治療中の人とそうでない人は糖質制限のレベルを変えよう

((がん治療目的なら１日の糖質は20グラムに))

がんのエネルギー源は糖質です。**糖質の供給を止めれば、がんは増殖を続けられません**。ケトン食スープが糖質を制限するのはそのためです。

一般に、がん細胞の増殖を抑える効果は血中のケトン体の濃度に比例します。ケトン体は体内の糖質濃度が低くなればつくられますから、**がん細胞の増殖を抑え、消滅させるためには「１日20グラム」まで糖質摂取を制限**し、ケトン体の産生を増やします。減らせる人は、糖質摂取量をできるだけ少なくし、そうでない人も20グラム以下を目標にしましょう。

さらにケトン体を増やす中鎖脂肪酸や抗がん作用のあるオメガ３不飽和脂肪酸やオレイン酸の摂取量を増やし、よりケトン体を増やすことをめざします。

本書では基本的に**がん予防や再発防止のための「ゆるやかな糖質制限」**をおすすめしていて、**１日の糖質量は80グラムぐらいまでを許容範囲**としています。目的に合わせ、最初は無理のない範囲から始めることをおすすめします。

第4章

福田式
ケトン食スープ

実践編

いよいよ具体的なレシピの紹介です。ケトン食スープの素を作り置きしておくことで、いつでもすぐに簡単に作れます。どれも糖質を抑え、たんぱく質と脂質がしっかり摂れるおいしいスープです。

早速、試してみてください!

がん対策に必要な栄養素を1杯に凝縮!

これが最強の福田式ケトン食スープ

福田式ケトン食スープにはがん予防、健康に役立つファイトケミカルや食物繊維がたっぷり!　1杯のスープでケトン体の出やすいからだになりましょう。

1
ファイトケミカルたっぷりの野菜でしっかりがん予防

2
えのき茸からだしがたっぷり出て塩分控えめでおいしさを実現

3
クルミをすりつぶして入れるから優しい甘さと香ばしさ、とろみをプラス

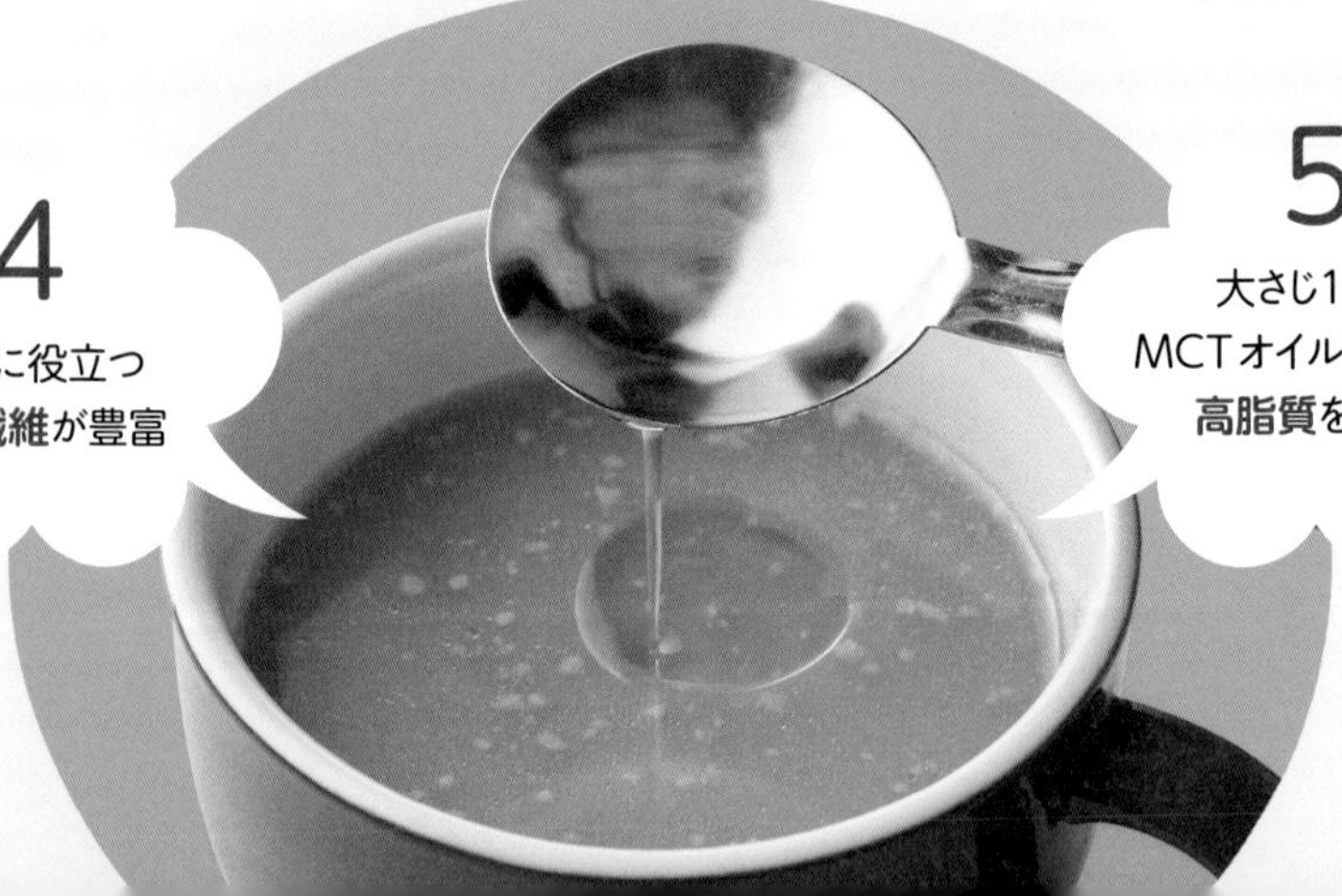

4
腸活に役立つ食物繊維が豊富

5
大さじ1杯のMCTオイルを加えて、高脂質を実現!

どこでも買える、ケトン食にかかせない

最強の6素材

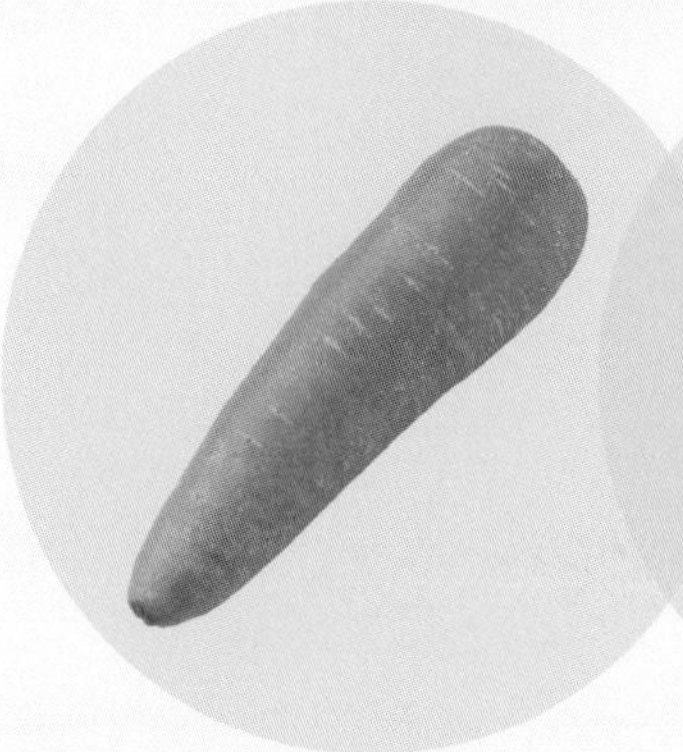

にんじん

強い抗酸化力のβ-カロテン、α-カロテン、食物繊維が豊富。

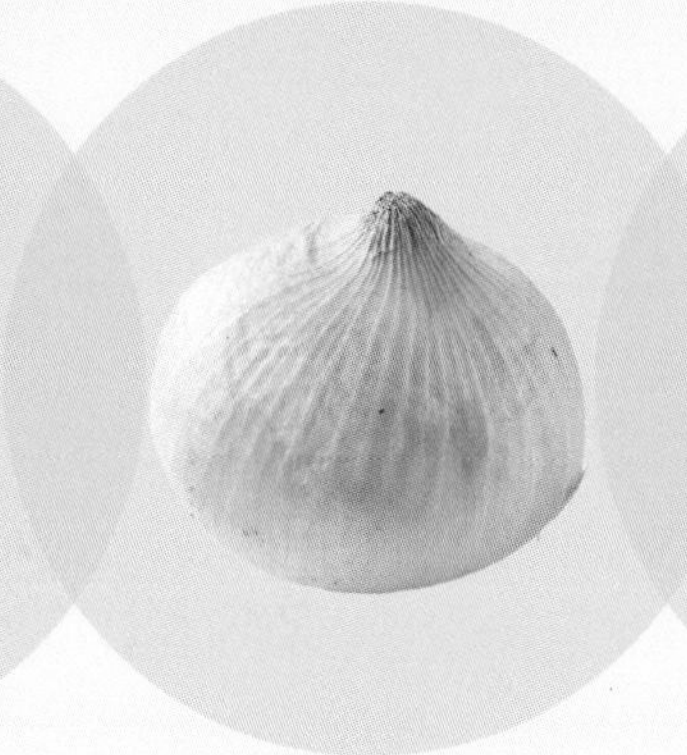

玉ねぎ

抗酸化作用の強いイソアリイン、ケルセチンで血液サラサラに。

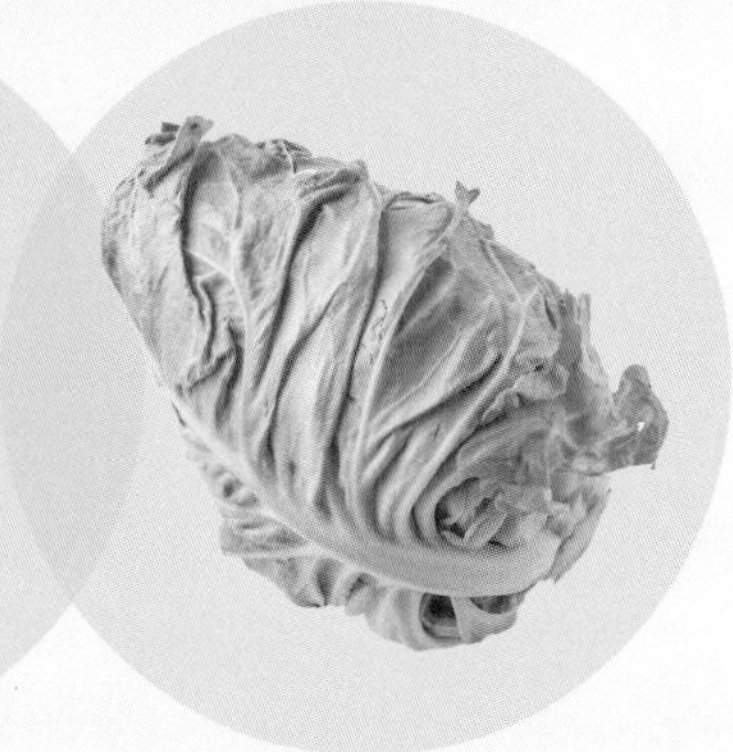

キャベツ

強い抗酸化作用と解毒作用のあるイソチオシアネート、キャベジン(ビタミンU)、ビタミンC、カルシウム、低糖質。

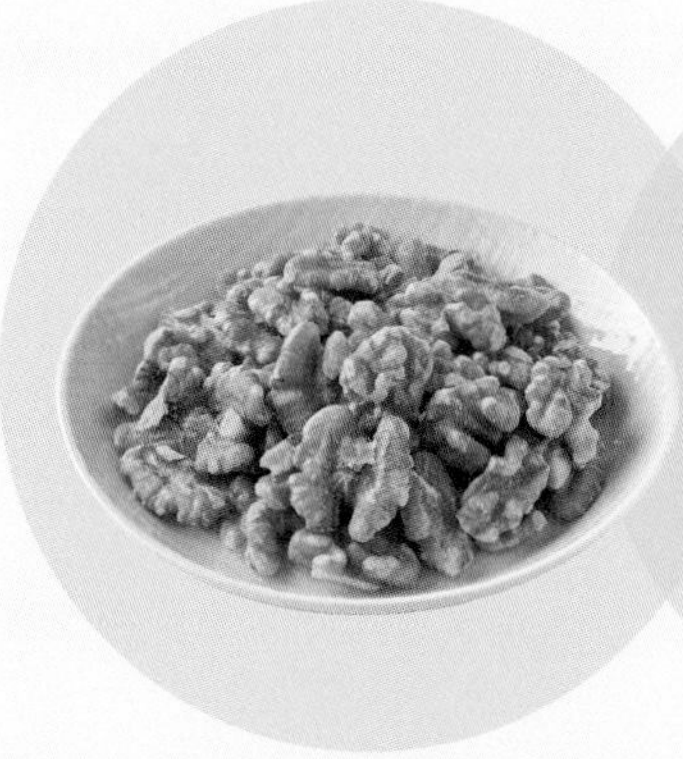

クルミ

ケトン食にかかせないオメガ3不飽和脂肪酸が豊富。

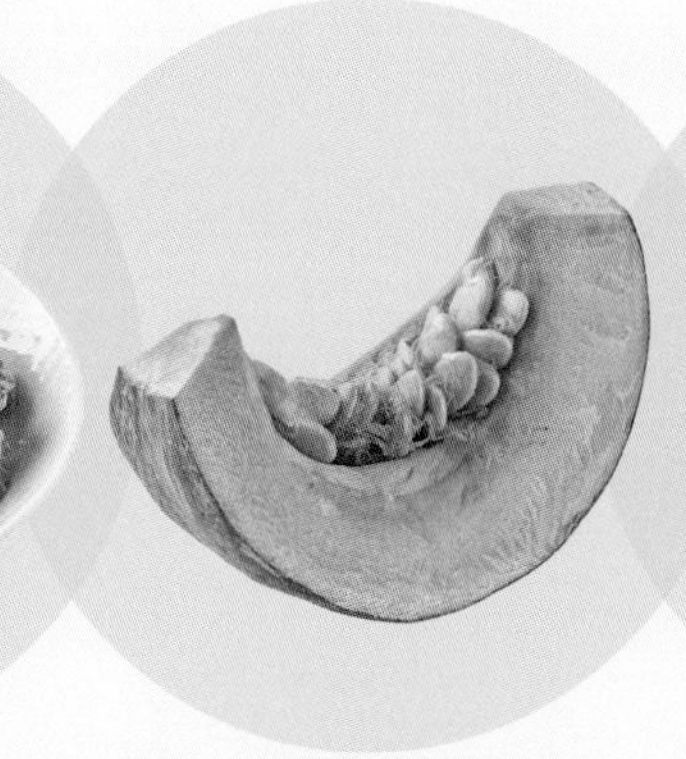

かぼちゃ

強い抗酸化力をもつβ-カロテン、ビタミンC、ビタミンEが豊富。免疫力を向上し、がん予防に。

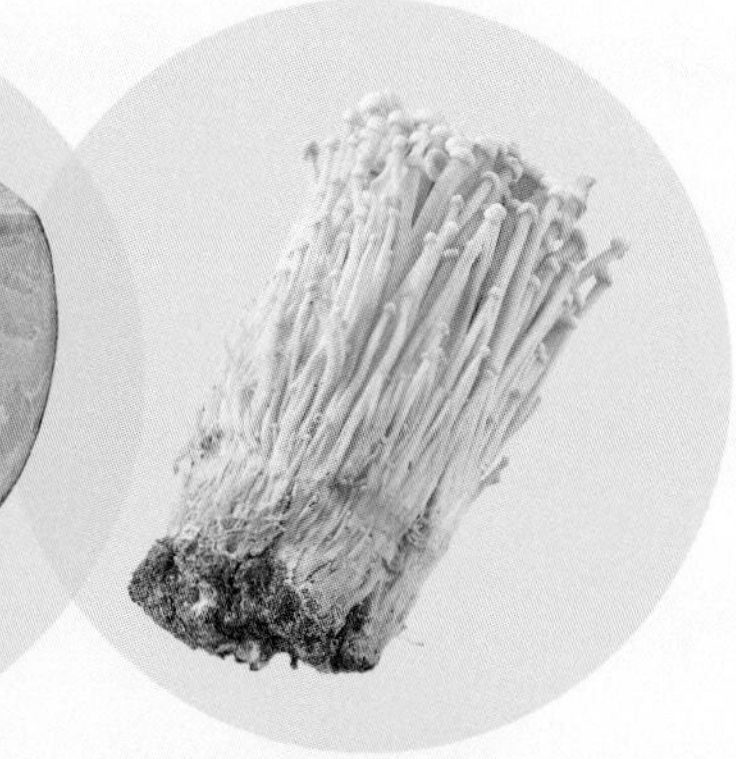

えのき茸

健康効果の高いβ-グルカン、α-リノレン酸を含む。カリウム、ビタミンD、ナイアシン、ビオチン、食物繊維が豊富。

ケトン食生活を簡単に実現!

福田式
ケトン食スープの素《もと》を
作り置きしよう

おいしくてからだにいい!　作り置き、冷凍OKの最強スープストック

福田式ケトン食スープの素（略してFKS）

材料 約9食分
キャベツ……200g
玉ねぎ……200g
にんじん……200g
えのき茸……200g
かぼちゃ……100g
クルミ……200g
水……2ℓ

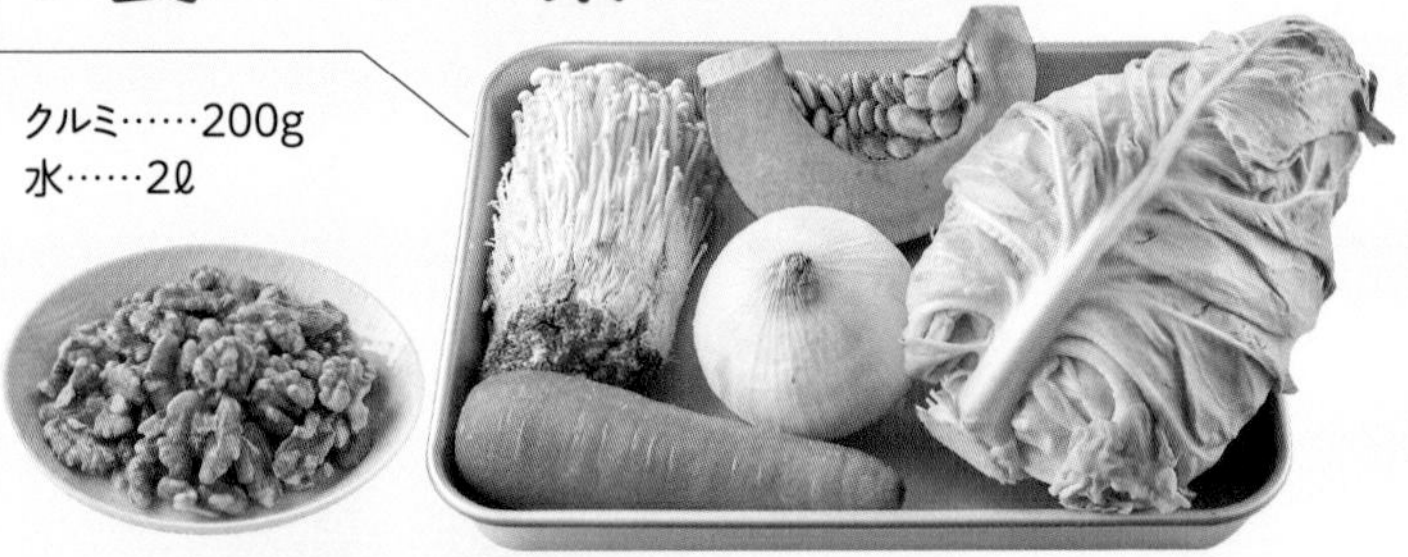

1食あたり

196 kcal	たんぱく質	脂質	糖質
	4.8g	10.0g	1.4g

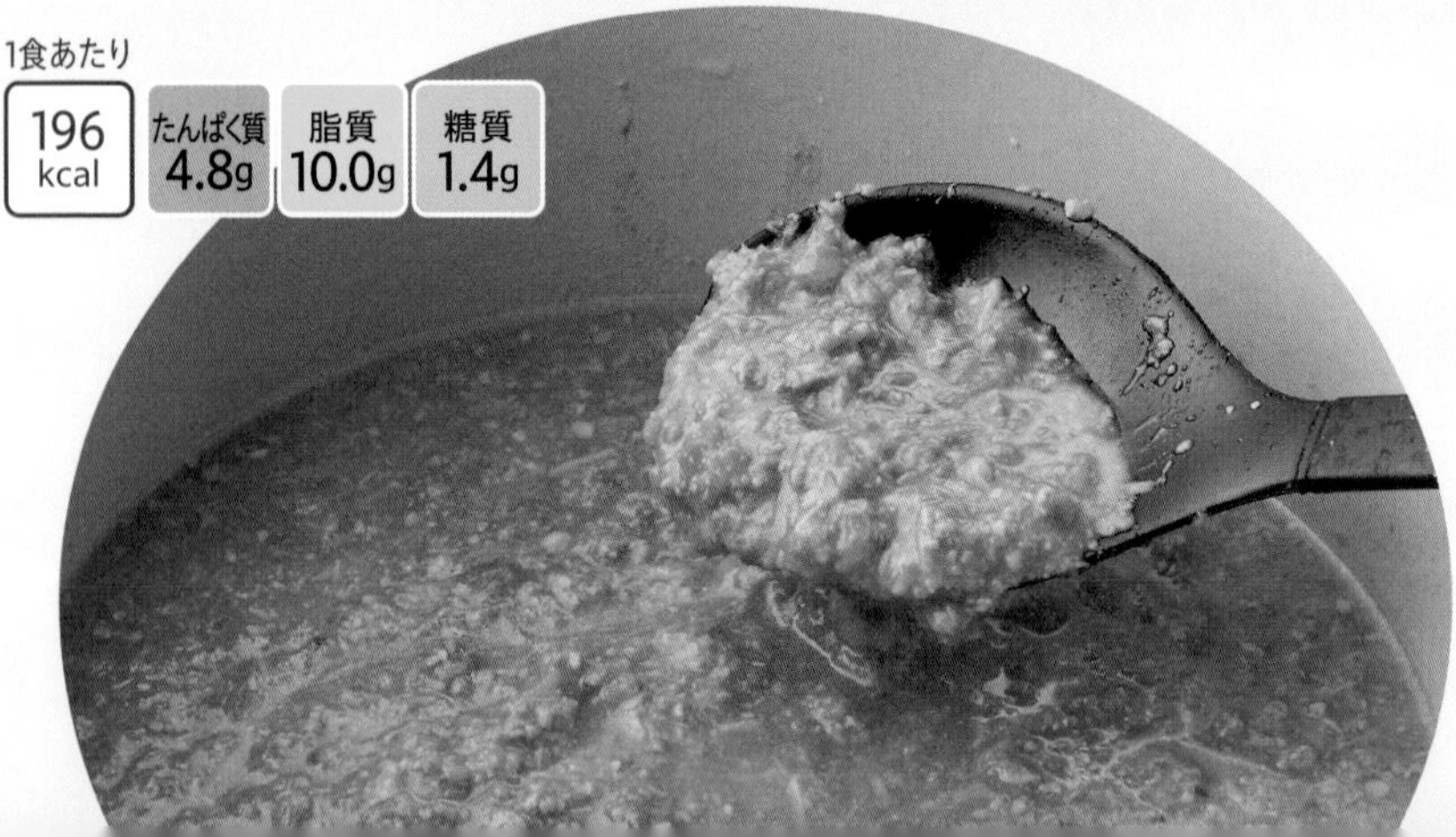

作り方

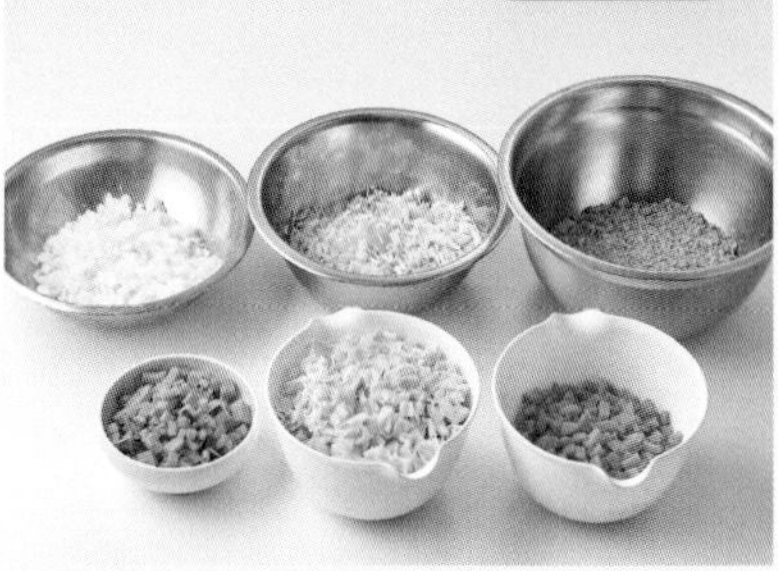

1 キャベツ、玉ねぎ、にんじん、えのき茸、かぼちゃを粗みじん切りにする。

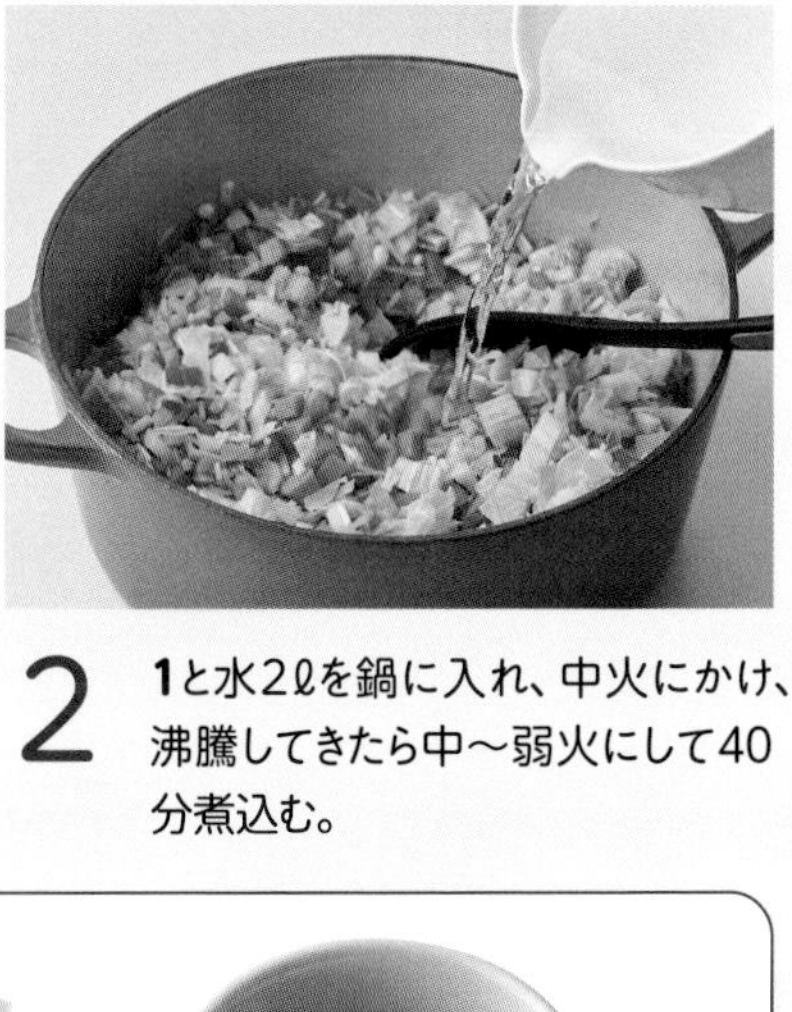

2 **1**と水2ℓを鍋に入れ、中火にかけ、沸騰してきたら中〜弱火にして40分煮込む。

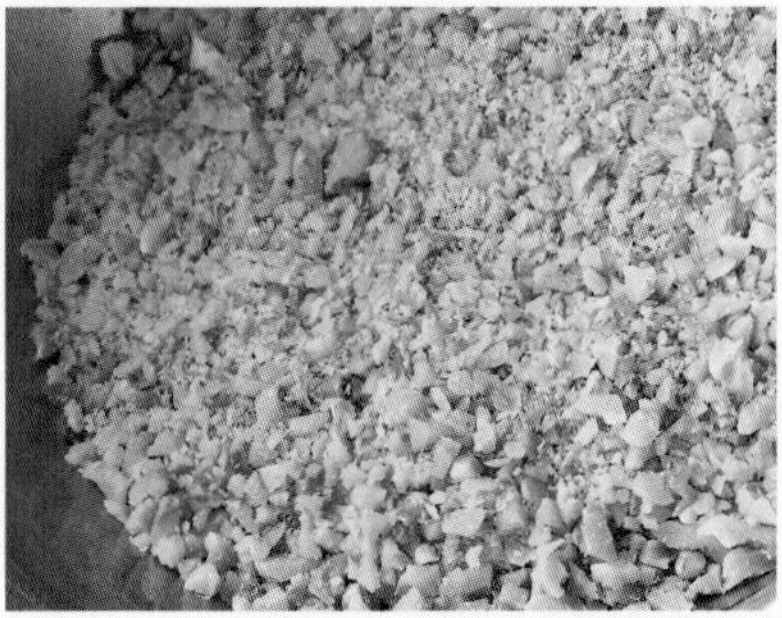

3 クルミをフードプロセッサーで粉末状にする(フードプロセッサーがない場合はすり鉢ですりつぶす)。

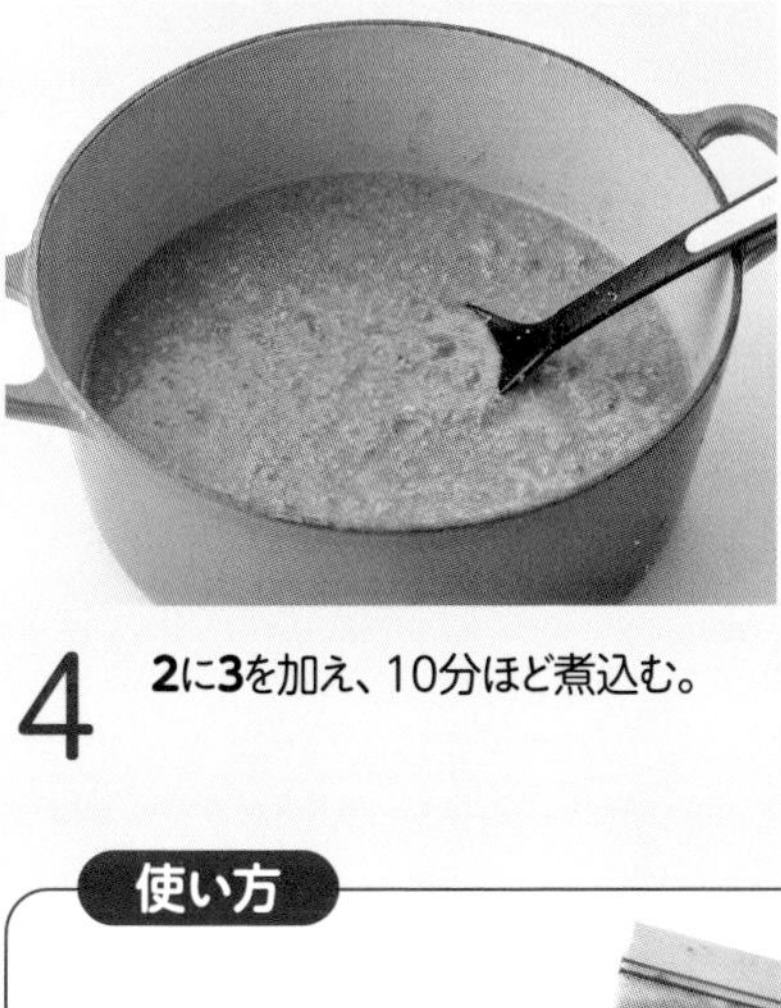

4 **2**に**3**を加え、10分ほど煮込む。

使い方

■冷凍保存で長持ち!
1食分(150g)ずつ小分けにしてラップなどで包み、冷蔵庫または冷凍庫で保存しましょう。

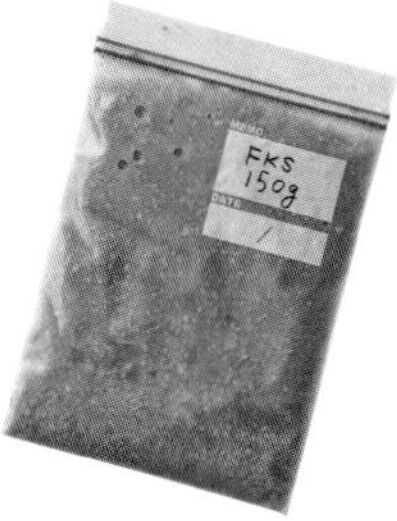

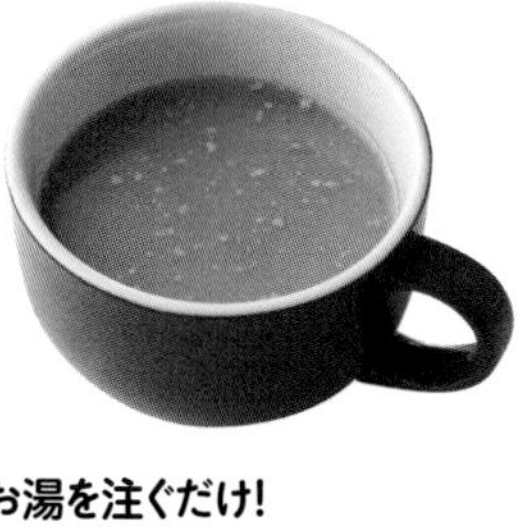

■展開
すべてのスープには、ベースになる**福田式ケトン食スープの素**(**FKS**)を150g入れ、水または豆乳などの水分と野菜、たんぱく質となる食材を加えて煮ます。食材にもよりますが、**FKS**があれば5〜10分ほどで出来上がります。

■お湯を注ぐだけ!
福田式ケトン食スープの素は水や豆乳を注いで伸ばします。あとはお好みで塩をふるだけ。おいしいスープの完成!　まるで牛乳を入れたようにクリーミーになるのが特長です。

植物性たんぱく質がメイン

豆腐野菜が主役のレシピ

Tofu& Vegetable

福田式ケトン食では、腸活に役立つ食物繊維を多く含み、血糖値の上昇を抑える効果の高い大豆製品を推奨。ここでは豆腐や納豆、ファイトケミカル豊富で糖質控えめな野菜を使ったスープを紹介します。

湯葉ときくらげの中華風スープ

優しい味の湯葉が中華風スープにとても合います

材料 1人分

福田式ケトン食スープの素(FKS)……150g
きくらげ(乾燥)……2g
豆苗(2㎝に切る)……50g
長ネギ(斜め薄切り)……20g
水……250㎖
中華だし……小さじ2
湯葉……100g
塩……少々
コショウ……少々
煎りごま……小さじ1

作り方

1. きくらげをお湯に浸けて10分ほどおいて戻す。
2. 鍋にFKSと水を切った**1**、豆苗、長ネギ、水、中華だしを入れて中火にかける。
3. 沸騰してきたら中〜弱火にして5分ほど煮込む。
4. 湯葉を加えて塩、コショウで味をととのえる。中火にし、ひと煮立ちしたら火から下ろす。
5. 器に注ぎ、煎りごまをふる。

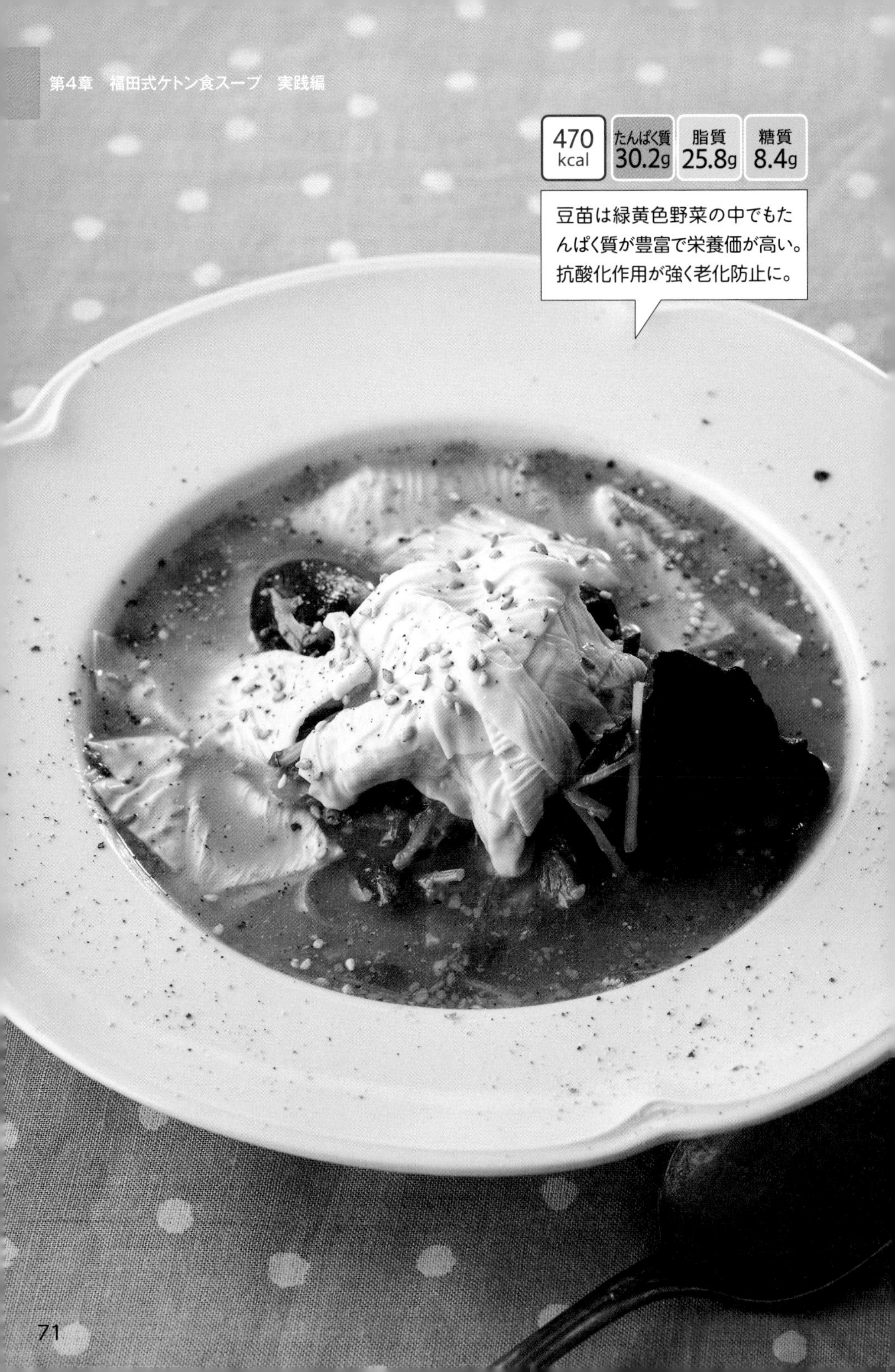

470 kcal	たんぱく質	脂質	糖質
	30.2g	25.8g	8.4g

豆苗は緑黄色野菜の中でもたんぱく質が豊富で栄養価が高い。抗酸化作用が強く老化防止に。

厚揚げととろろ昆布の和風生姜スープ

口の中でシュワッととろけるとろろ昆布がポイント

材料 1人分

福田式ケトン食スープの素（FKS）……150g
白菜…50g
厚揚げ（食べやすい大きさに切る）…100g
長ネギ（斜め薄切り）…20g
舞茸（小分けにする）…30g
水…200mℓ
生姜（すりおろし）…小さじ1
しょうゆ…小さじ2
とろろ昆布…3g
生姜（粗みじん切り）…10g

作り方

1. 鍋にFKSと白菜、厚揚げ、長ネギ、舞茸、水、生姜（すりおろし）、しょうゆを入れて中火にかける。
2. 沸騰してきたら中～弱火にして5分ほど煮込む。
3. 器に注ぎ、とろろ昆布を加え、生姜（粗みじん切り）をのせる。

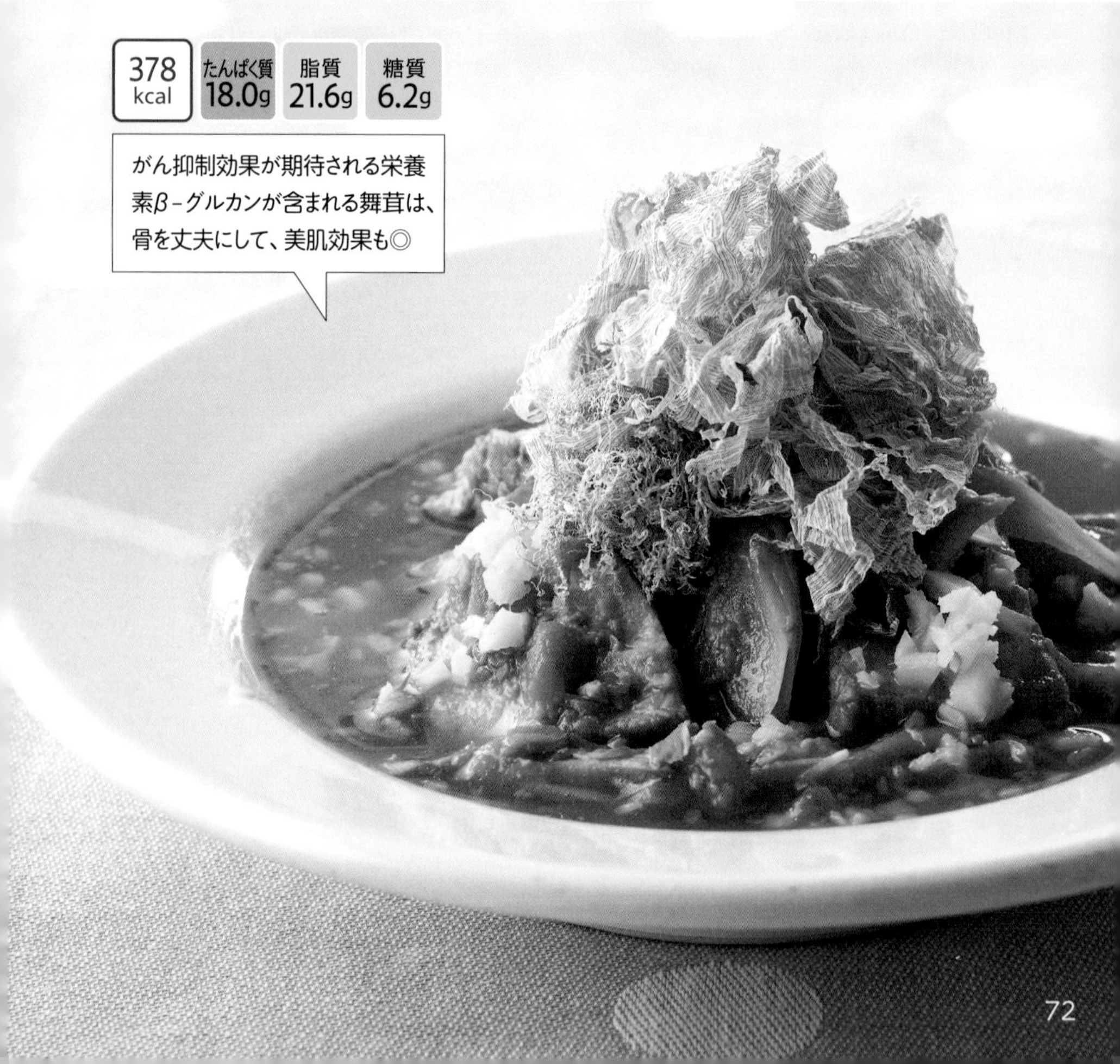

378 kcal	たんぱく質	脂質	糖質
	18.0g	21.6g	6.2g

がん抑制効果が期待される栄養素β－グルカンが含まれる舞茸は、骨を丈夫にして、美肌効果も◎

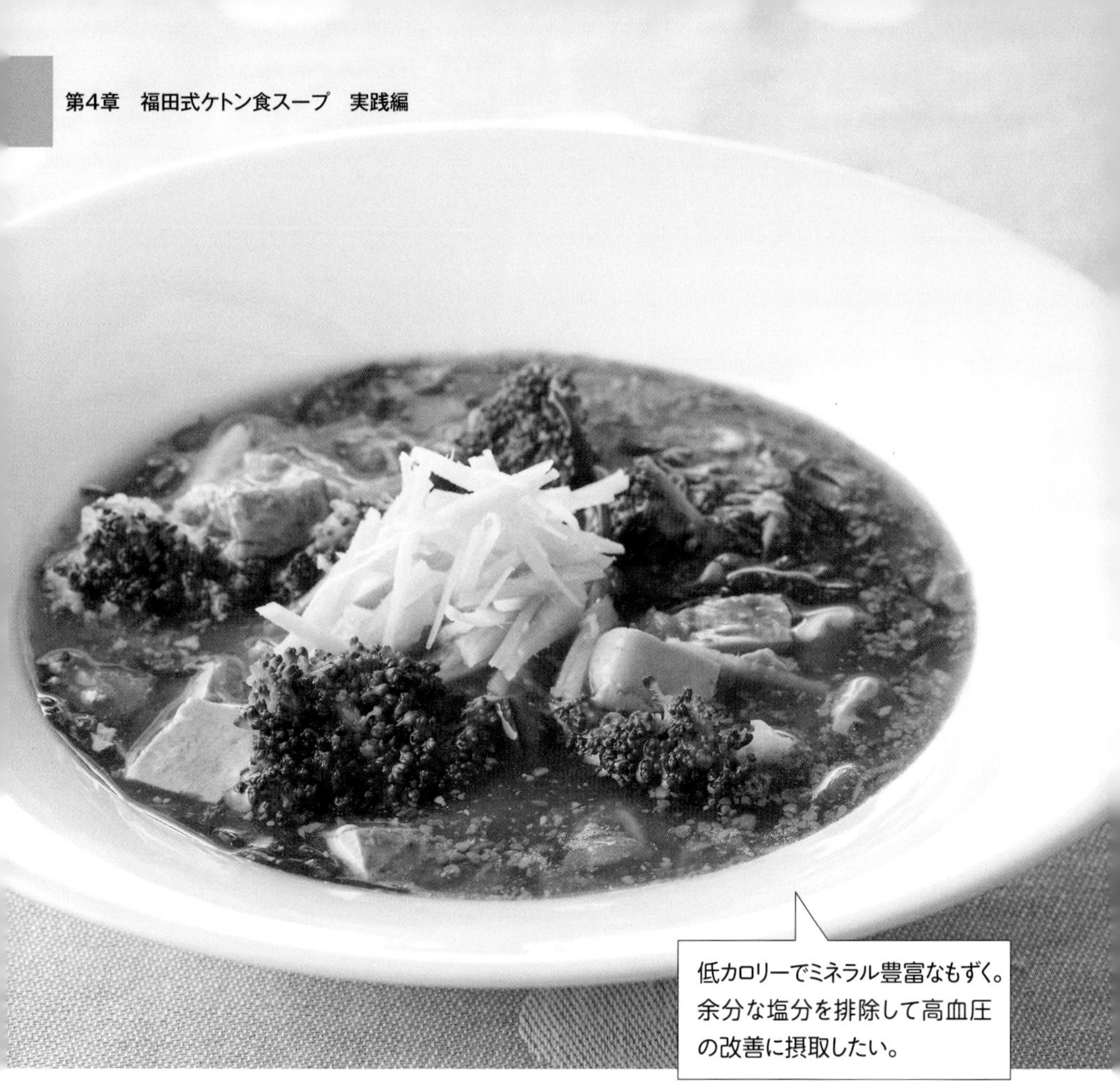

低カロリーでミネラル豊富なもずく。余分な塩分を排除して高血圧の改善に摂取したい。

384 kcal	たんぱく質	脂質	糖質
	19.9g	17.4g	11.2g

もずくと豆腐のスープ

もずくと豆腐の喉ごしと、生姜の歯ざわりが新鮮

材料 1人分

福田式ケトン食スープの素(FKS)……150g
もずく(三杯酢入り)……1パック
絹ごし豆腐(さいの目切り)……200g
ブロッコリー……50g
オクラ(輪切り)……1本(10g)
水……200mℓ
和風だし……小さじ1
しょうゆ……小さじ1
生姜(千切り)……10g

作り方

1. 鍋にFKSともずく、絹ごし豆腐、ブロッコリー、オクラ、水、和風だし、しょうゆを入れて中火にかける。
2. 沸騰してきたら中〜弱火にして5分ほど煮込む。
3. 器に注ぎ、生姜をのせる。

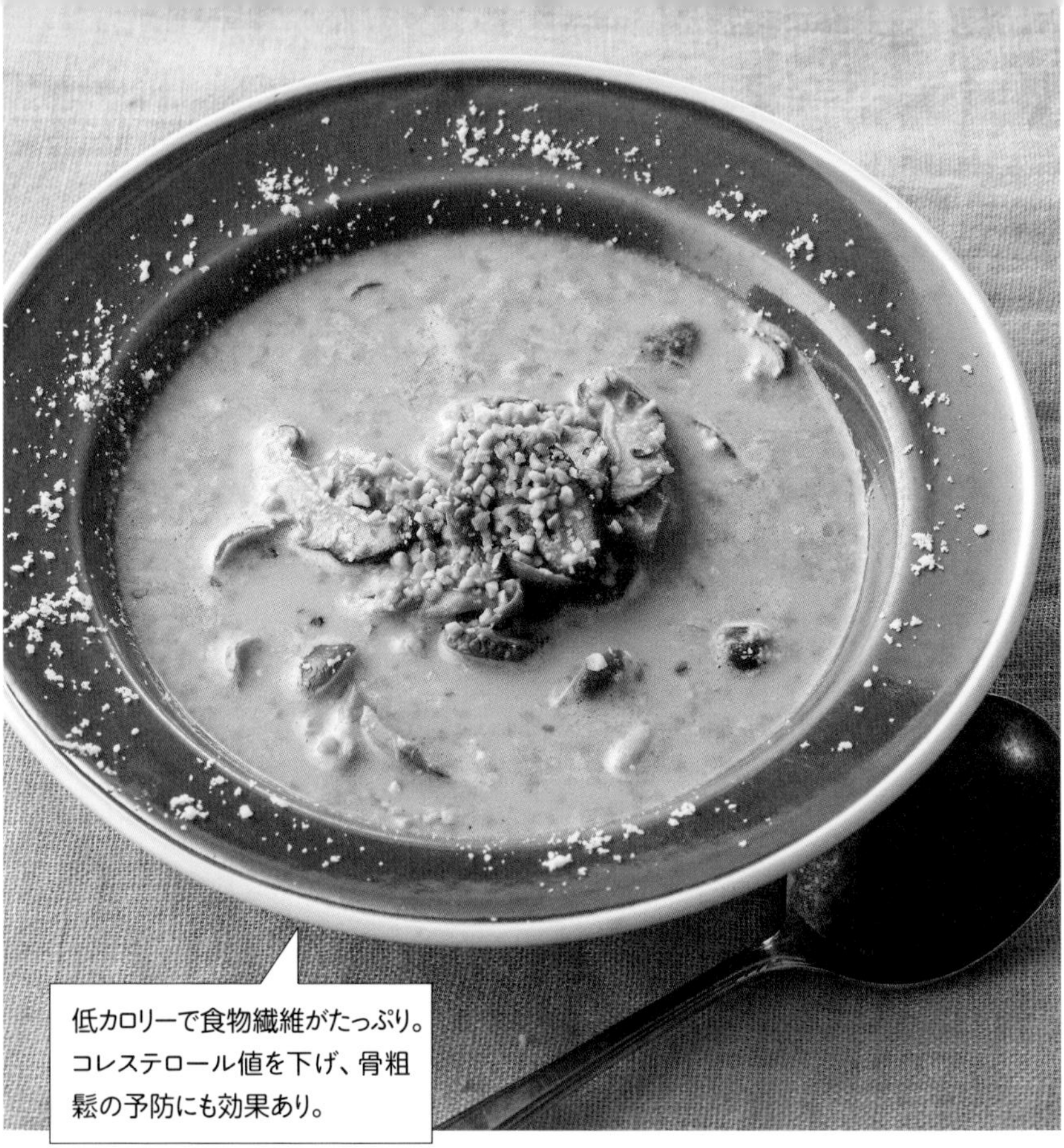

低カロリーで食物繊維がたっぷり。コレステロール値を下げ、骨粗鬆の予防にも効果あり。

383 kcal	たんぱく質	脂質	糖質
	21.4g	20.0g	9.1g

たっぷりキノコの豆乳スープ

キノコがたっぷりの豆乳スープは黒コショウを利かせて

材料 1人分

福田式ケトン食スープの素(FKS)……150g
しめじ(小分けにする)……30g
マッシュルーム(薄切り)……50g
しいたけ(薄切り)……30g
水……100mℓ
豆乳……200mℓ
塩……少々
黒コショウ……少々
粉チーズ……小さじ2
ピスタチオ(粗みじん切り)……小さじ1

作り方

1 鍋にFKSとしめじ、マッシュルーム、しいたけ、水を入れて中火にかける。
2 沸騰してきたら中～弱火にして5分ほど煮込む。
3 豆乳を加えて塩で味をととのえて中火にし、沸騰寸前で火から下ろす。
4 器に注ぎ、黒コショウと粉チーズ、ピスタチオをふる。

えのきとわかめのかきたま風スープ

えのきのうまみが、ふわふわの卵にしみ込んで

材料 1人分

福田式ケトン食スープの素（FKS）……150g
わかめ（乾燥）……3g
えのき茸（2cmに切る）……100g
小松菜（2cmに切る）……30g
水……300mℓ
中華だし……小さじ2
卵（溶く）……2個

作り方

1 わかめをお湯に浸けて戻す。
2 鍋にFKSと水を切った1、えのき茸、小松菜、水、中華だしを入れて中火にかける。
3 沸騰してきたら中〜弱火にして5分ほど煮込む。
4 溶いた卵をまわし入れ、フタをして火を止め、1分ほど放置する。
5 器に注ぐ。

409 kcal	たんぱく質	脂質	糖質
	21.8g	22.2g	7.9g

脂質の代謝を助け、コレステロール値を低下させる卵に野菜を加え、栄養バランスは最強!

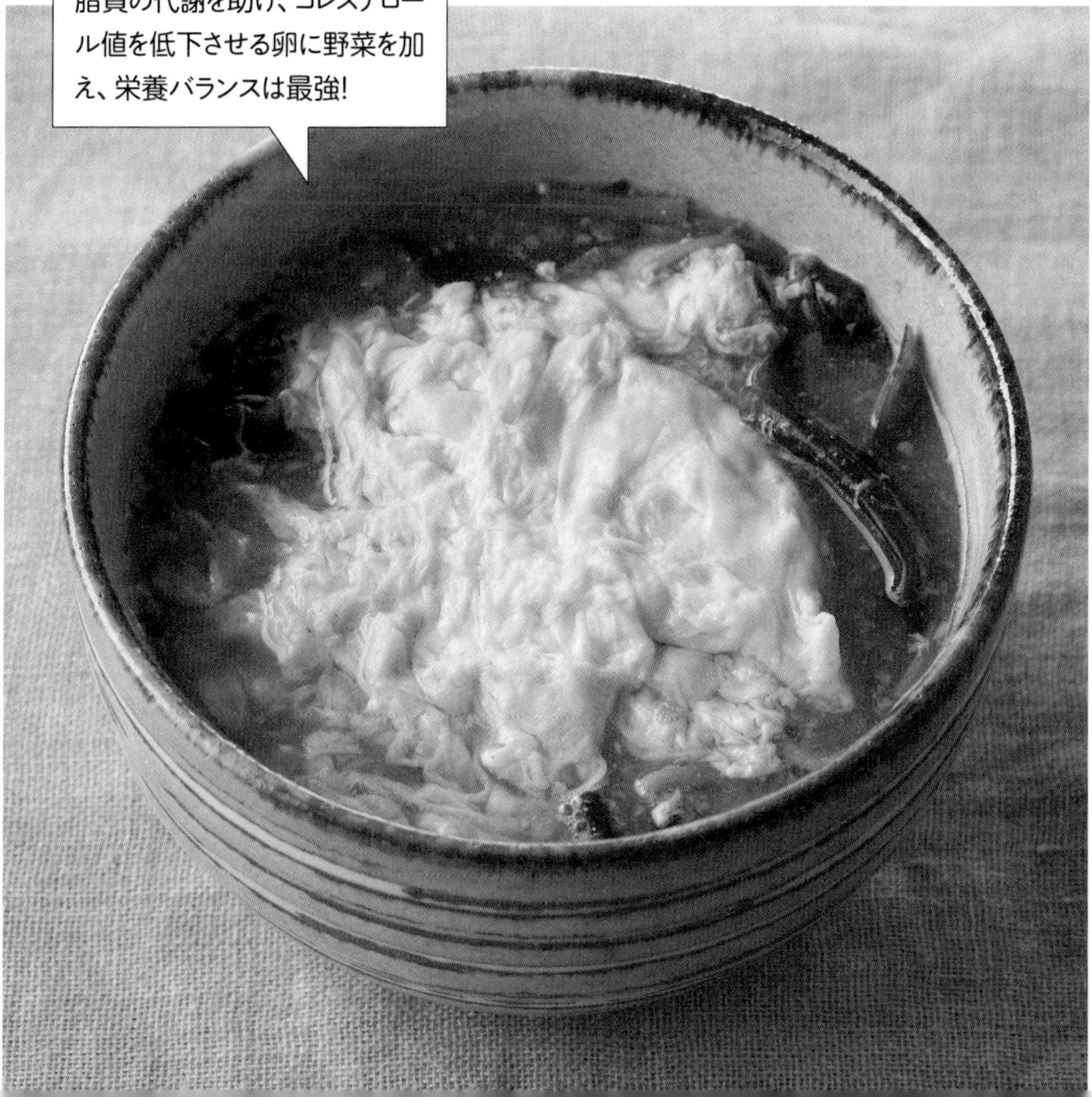

納豆とキムチの
スパイシースープ

納豆とキムチで発酵食品たっぷり!

材料 1人分

福田式ケトン食スープの素(FKS)……150g
もやし……30g
納豆……1パック
キムチ……50g
豆腐……100g(大きめに切る)
水……200mℓ
しょうゆ……小さじ2
塩……少々

作り方

1. 鍋にFKSともやし、納豆、キムチ、豆腐、水を入れて中火にかける。
2. 沸騰してきたら中～弱火にして5分ほど煮込む。
3. しょうゆを加え、塩で味をととのえて火から下ろす。
4. 器に注ぐ。

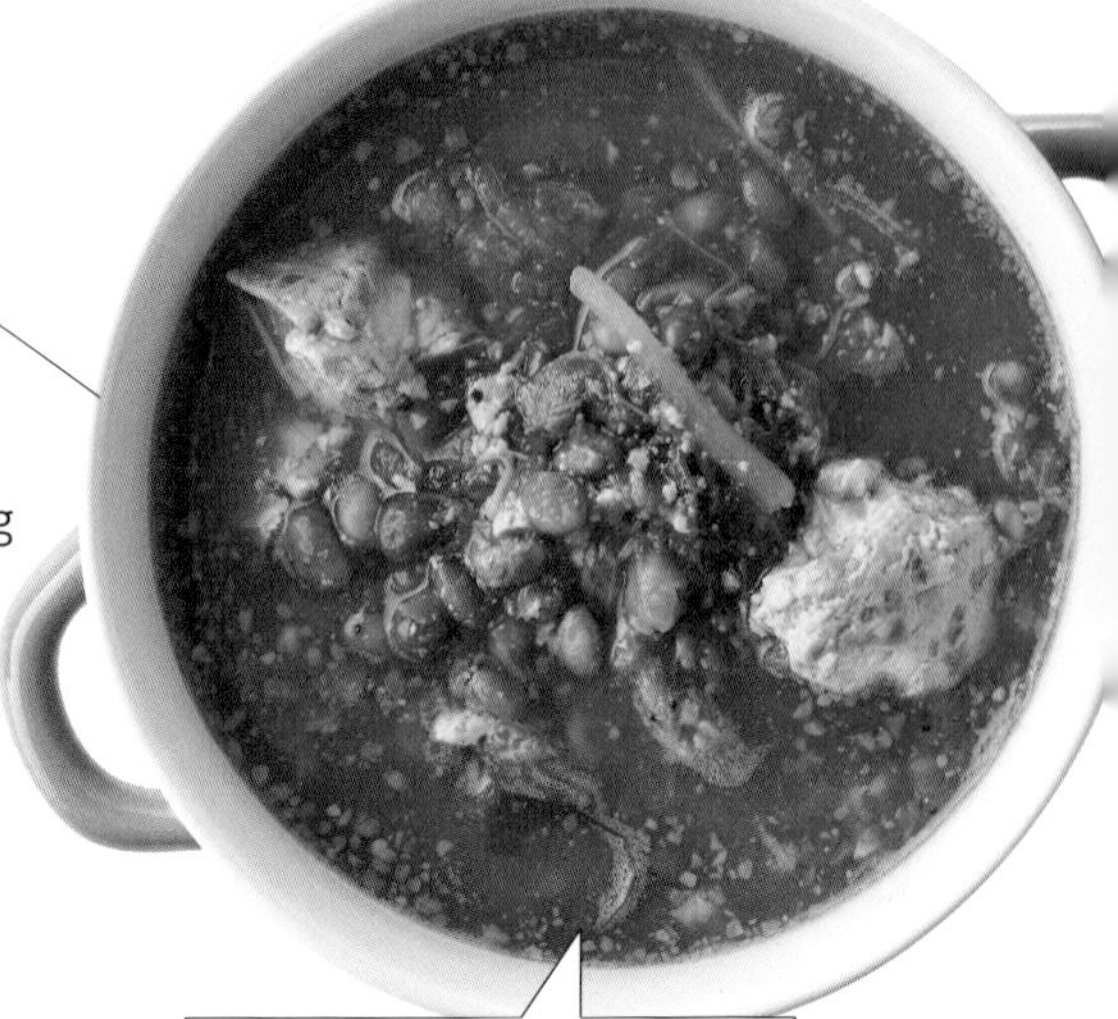

W発酵食品で腸内環境を整え、免疫力をアップ! 動脈硬化の抑制効果にも期待。

kcal	たんぱく質	脂質	糖質
359 kcal	19.9g	18.0g	7.2g

大豆とセロリの
ミネストローネ

セロリの香りが爽やかな、
朝食べたいミネストローネ

材料 1人分

福田式ケトン食スープの素(FKS)……150g
セロリ(粗みじん切り)……50g
大豆(煮てあるもの)……100g
トマト缶(カット)……100g
水……200mℓ
コンソメ……小さじ1
コショウ……少々
クルミ(粗みじん切り)……小さじ2

作り方

1. 鍋に材料をすべて入れて中火にかける。
2. 沸騰してきたら中～弱火にして5分ほど煮込む。
3. コンソメ、コショウで味をととのえて器に注ぎ、クルミをのせる。

kcal	たんぱく質	脂質	糖質
462 kcal	22.2g	25.8g	7.4g

大豆は良質なたんぱく質源。ビタミンが豊富な緑黄色野菜と組み合わせるのがおすすめ。

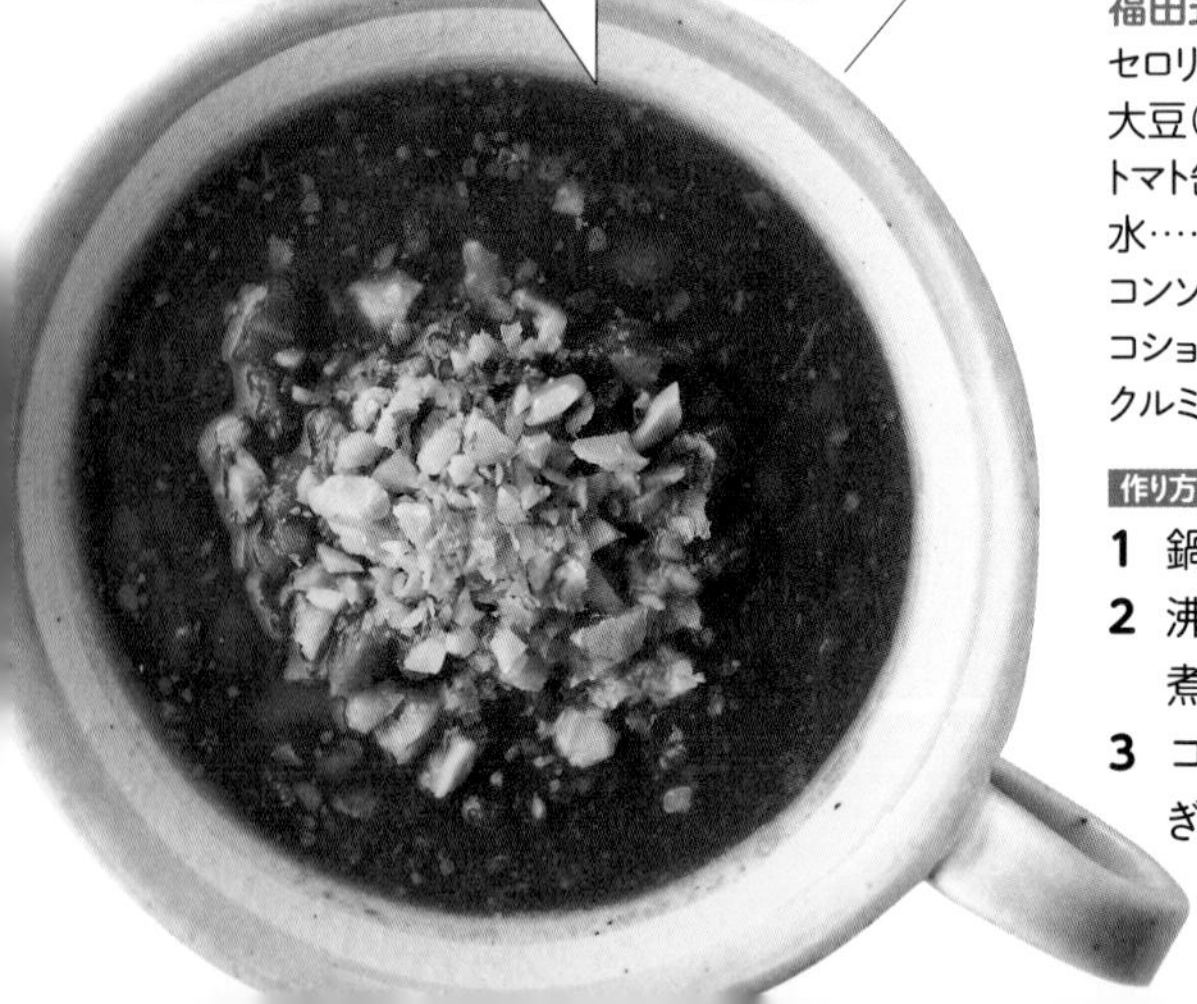

column 4

ケトン食をサポートする
おすすめのオイル

効率よくケトン体をつくり出し、少量でしっかりエネルギー摂取できるMCTオイルはケトン食にかかせません。カメリナオイルは、理想的な脂肪酸バランスが特長でココナッツオイル同様、酸化に強く熱調理ができます。

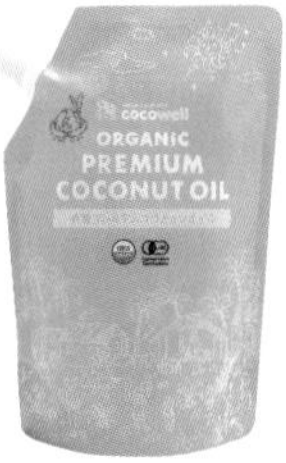

ココウェル

有機プレミアム ココナッツオイル

ヤシ殻活性炭と天然粘土鉱物を使用し、化学製品を使わず精製したココナッツオイル。ココナッツの香りがしないので、普段使いのオイルとして炒め物や揚げ物等におすすめ。

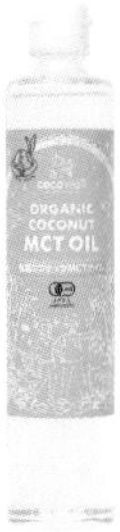

ココウェル

有機ココナッツ MCTオイル

安心・安全にこだわり、非加熱の自然製法を採用したMCT（中鎖脂肪酸）含有率92％のオイル。ココナッツの代表的な中鎖脂肪酸であるラウリン酸（C12）を11％含む。

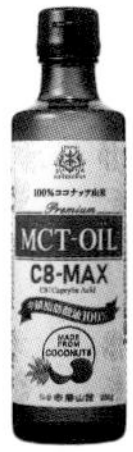

勝山ネクステージ

仙台勝山館 MCTオイル C8-MAX

中鎖脂肪酸の中でも最も消化吸収が早く、すぐにエネルギーになりやすい特長をもつカプリル酸（C8）を、98％以上配合したプレミアムなオイル。ケトン体を素早く生成。

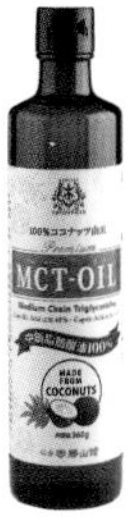

勝山ネクステージ

仙台勝山館 MCTオイル

中鎖脂肪酸の原料にこだわった100％ココナッツ由来。カプリル酸（C8）とカプリン酸（C10）のみを抽出。無味無臭のさらっとした液状のオイル。料理や飲み物を選ばず使える。

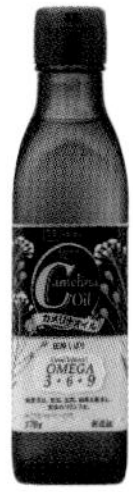

創健社

創健社 カメリナオイル170g

アブラナ科の植物カメリナサティバの種子を圧搾製法でしぼって精製し、クセのない味に仕上げたオイル。酸化に強いので加熱調理、常温保存OK。「オメガ3:オメガ6:オメガ9」が「2:1:2」と理想バランスで含まれる。

勝山ネクステージ

仙台勝山館 MCTオイルパウダー ゼロ

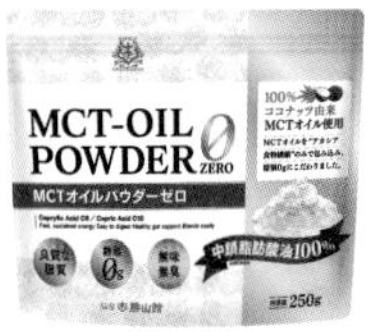

含有油脂はココナッツ由来の中鎖脂肪酸100％で無味無臭。糖質ゼロ。さらっとした粉末で溶けやすい。飲み物やプロテイン、生地や料理に混ぜて使う。

※2023年7月現在の情報です。各お問い合わせ先はP127に記載しています。

動物性たんぱく質がメイン

魚介、海藻が主役のレシピ

Seafood&Seavegetable

福田式ケトン食ではDHA、EPAなどオメガ3不飽和脂肪酸を多く含んだ魚介類を推奨。お刺身や缶詰を使えば調理いらずで簡単。ミネラルやビタミン、食物繊維を豊富に含む海藻類もたっぷり入れたレシピです。

鮭の豆乳味噌スープ

野菜の甘みと味噌の風味がマッチして飲みやすい

材料 1人分

福田式ケトン食スープの素(FKS)……150g
ほうれん草(2cmに切る)……50g
しめじ(小分けにする)……30g
水……150mℓ
生鮭(食べやすい大きさに切る)……100g
豆乳……100mℓ
和風だし……小さじ1
味噌……小さじ1
小ネギ(小口切り)……10g

作り方

1 鍋にFKSとほうれん草、しめじ、水を入れて中火にかける。
2 沸騰してきたら生鮭を入れて火が通ったら、豆乳と和風だしを加えて2分ほど煮る。
3 味噌を入れて溶かしたら器に注ぎ、小ネギをちらす。

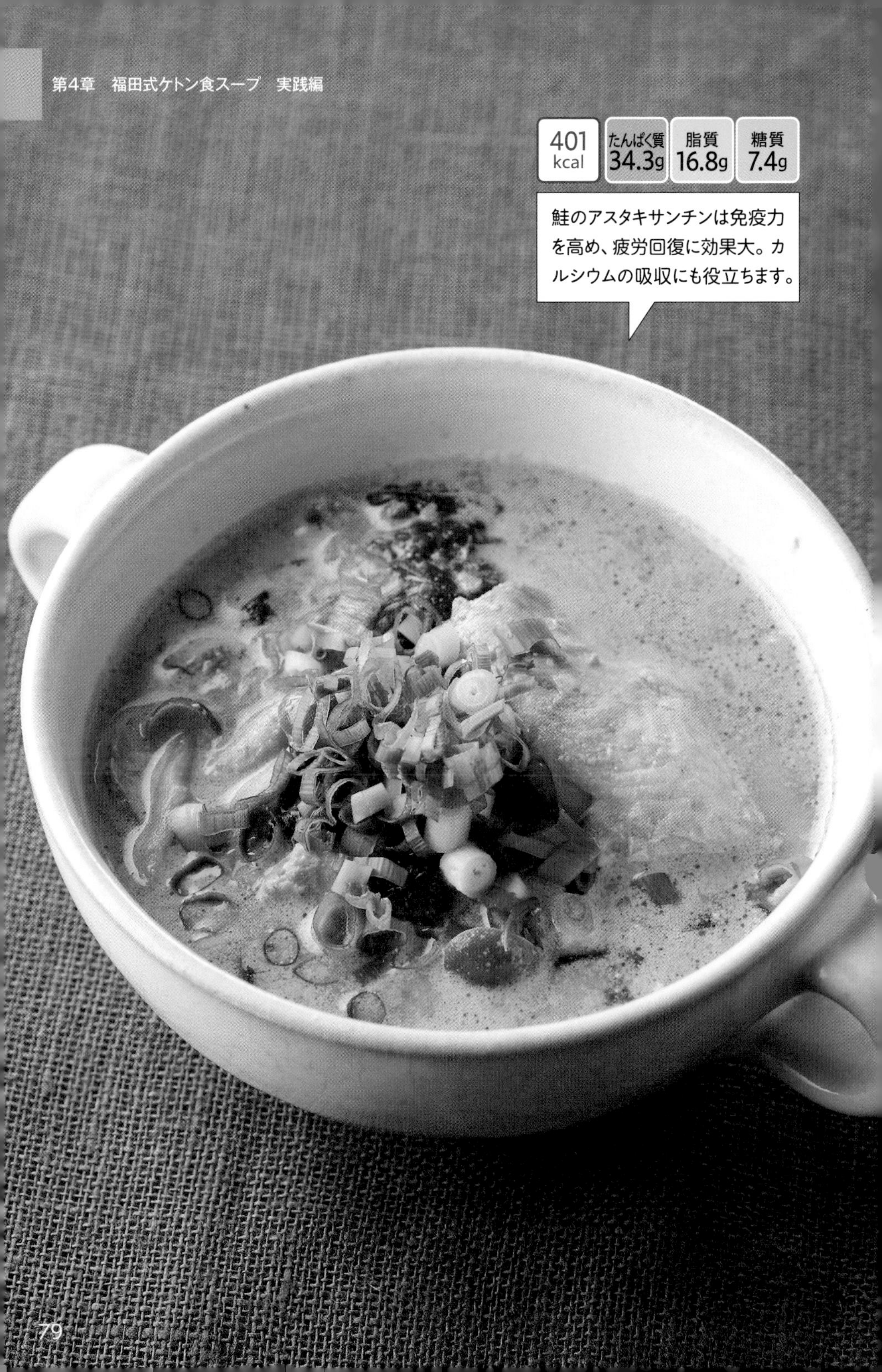

401 kcal	たんぱく質	脂質	糖質
	34.3g	16.8g	7.4g

鮭のアスタキサンチンは免疫力を高め、疲労回復に効果大。カルシウムの吸収にも役立ちます。

お刺身のせガスパチョ

冷たいスープと一緒なら、お刺身もたくさん食べられる

材料 1人分

福田式ケトン食スープの素(FKS)……150g
きゅうり……30g
トマト缶(カット)……150g
水……100mℓ
塩……少々
白身魚の刺身……100g
ブロッコリースプラウト……5g
(もし手に入ればブロッコリースーパースプラウトが望ましい)
黒コショウ……少々
ミニトマト(半分に切る)……2個

作り方

1. ミキサーにFKSときゅうり、トマト缶、水を入れ、なめらかになるまで回す。
2. 器に注ぎ、塩で味をととのえる。
3. スープの上に白身魚の刺身をのせ、ブロッコリースプラウトをおき、ミニトマトをのせ、黒コショウをふる。

369 kcal	たんぱく質	脂質	糖質
	28g	16.3g	8.0g

良質なたんぱく質を生のまま摂取できるお刺身を合わせた冷製スープ。肝機能の改善効果に期待。

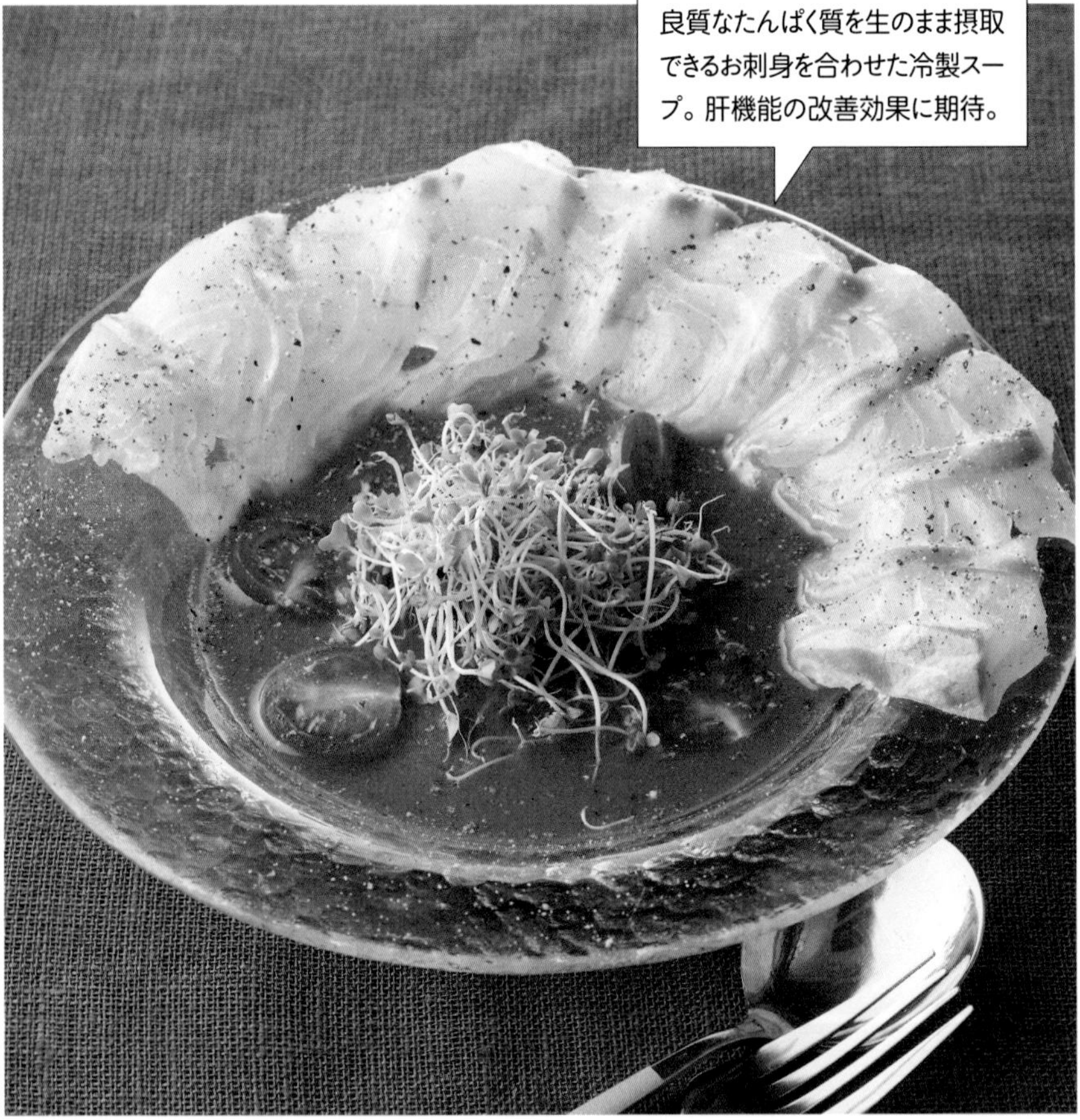

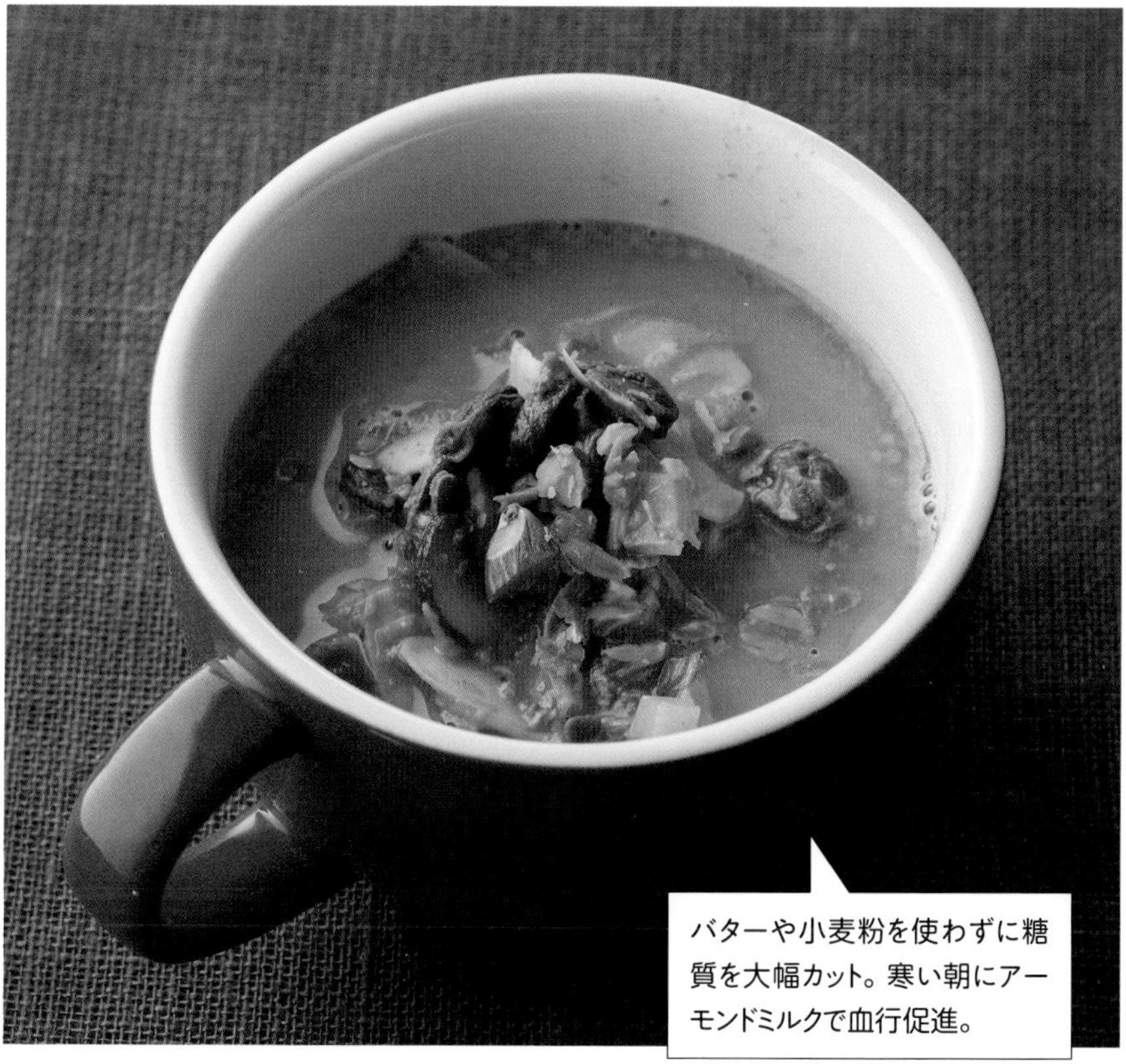

バターや小麦粉を使わずに糖質を大幅カット。寒い朝にアーモンドミルクで血行促進。

427 kcal	たんぱく質	脂質	糖質
	22.9g	24.7g	6.1g

アーモンドクラムチャウダー

香ばしいアーモンドミルクでチャウダーにコクをプラス

材料 1人分

福田式ケトン食スープの素(FKS)……150g
あさり(缶詰)……汁ごと100g
セロリ(さいの目切り)……20g
マッシュルーム(薄切り)……30g
アーモンドミルク……200㎖
アーモンド(砕く)……20g
塩……少々
黒コショウ……少々

作り方

1 鍋にFKSとあさり、セロリ、マッシュルーム、アーモンドミルク、アーモンドを入れて中火にかける。
2 沸騰してきたら中～弱火にして5分ほど煮込み、塩で味をととのえる。
3 器に注ぎ、黒コショウをふる。

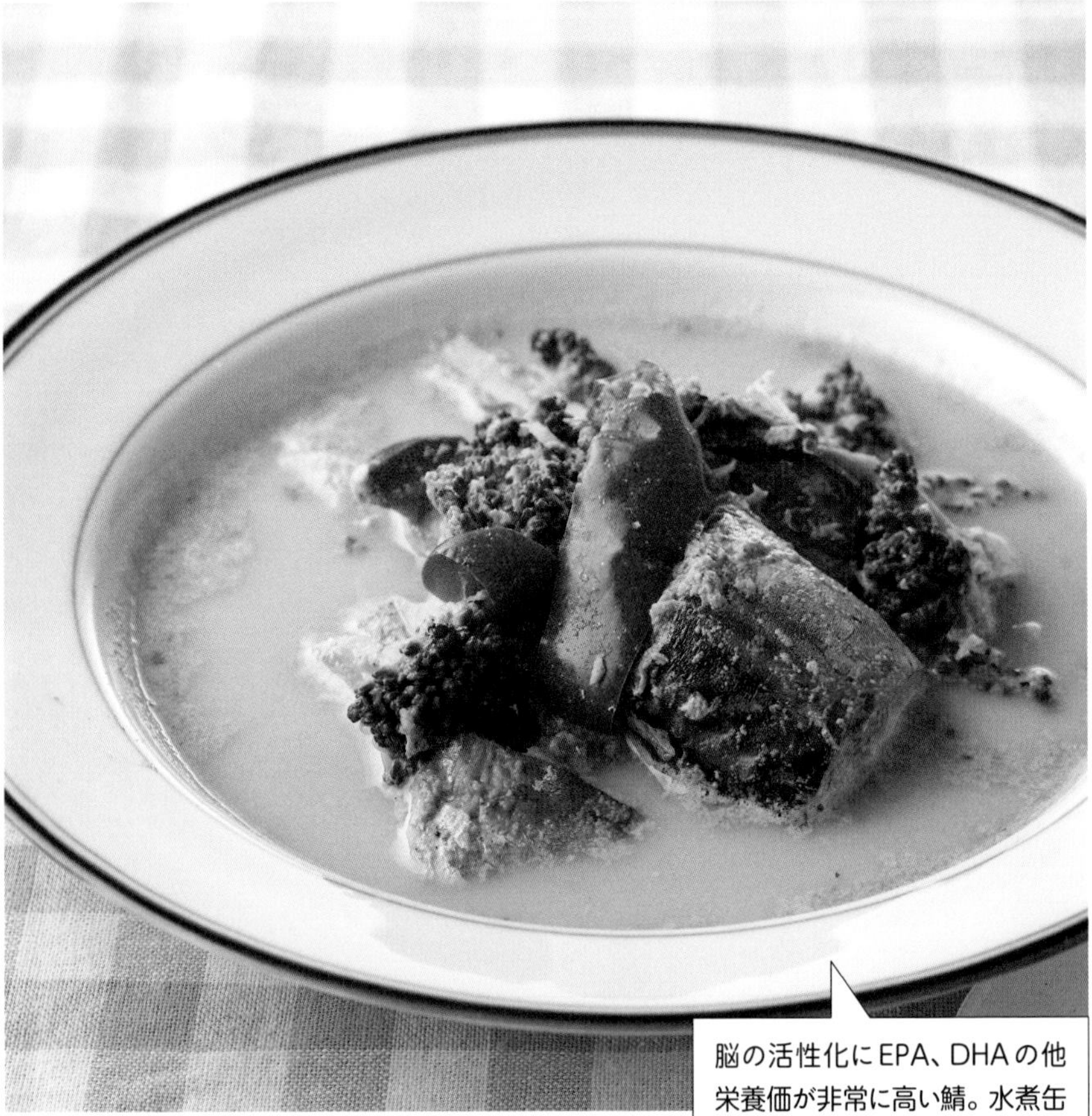

脳の活性化にEPA、DHAの他栄養価が非常に高い鯖。水煮缶で手軽に良質なたんぱく質を摂取!

鯖缶のクリーミーカレースープ

589 kcal	たんぱく質	脂質	糖質
	49.5g	32.0g	7.7g

鯖の良質なオイルとうまみを、野菜と一緒にたっぷりと

材料 1人分

福田式ケトン食スープの素(FKS)……150g
鯖缶……200g(汁ごと)
ブロッコリー(小分けにする)……50g
赤パプリカ(食べやすい大きさに切る)……30g
水……100mℓ
カレー粉(パウダー)……小さじ1
豆乳……100mℓ
塩……少々
黒コショウ……少々

作り方

1 鍋にFKSと鯖缶、ブロッコリー、赤パプリカ、水、カレー粉を入れて中火にかける。
2 沸騰してきたら中～弱火にして3分ほど煮る。
3 豆乳を加えて塩で味をととのえ、沸騰寸前に火から下ろす。
4 器に注ぎ、黒コショウをふる。

鮭と大根のみぞれスープ

ピリッと辛みのある大根がアクセントの和風スープ

材料 1人分

福田式ケトン食スープの素（FKS）……150g
豆苗（2cmに切る）……30g
油揚げ（食べやすい大きさに切る）……1枚
しめじ（小分けにする）……50g
水……200mℓ
生鮭（食べやすい大きさに切る）……100g
和風だし……小さじ1
しょうゆ……小さじ1
大根（すりおろす）……100g
小ネギ（小口切り）……10g

作り方

1. 鍋にFKSと豆苗、油揚げ、しめじ、水を入れて中火にかける。
2. 沸騰してきたら生鮭を入れて火が通ったら、和風だしとしょうゆを加えて2分ほど煮る。
3. 大根を加え、ひと煮立ちしたら器に注ぎ、小ネギをちらす。

446 kcal	たんぱく質	脂質	糖質
	36.1g	21.5g	7.0g

大根の辛み成分が活性酸素を消去し、腸の老廃物を除去。胃腸の健康に役立ちます。

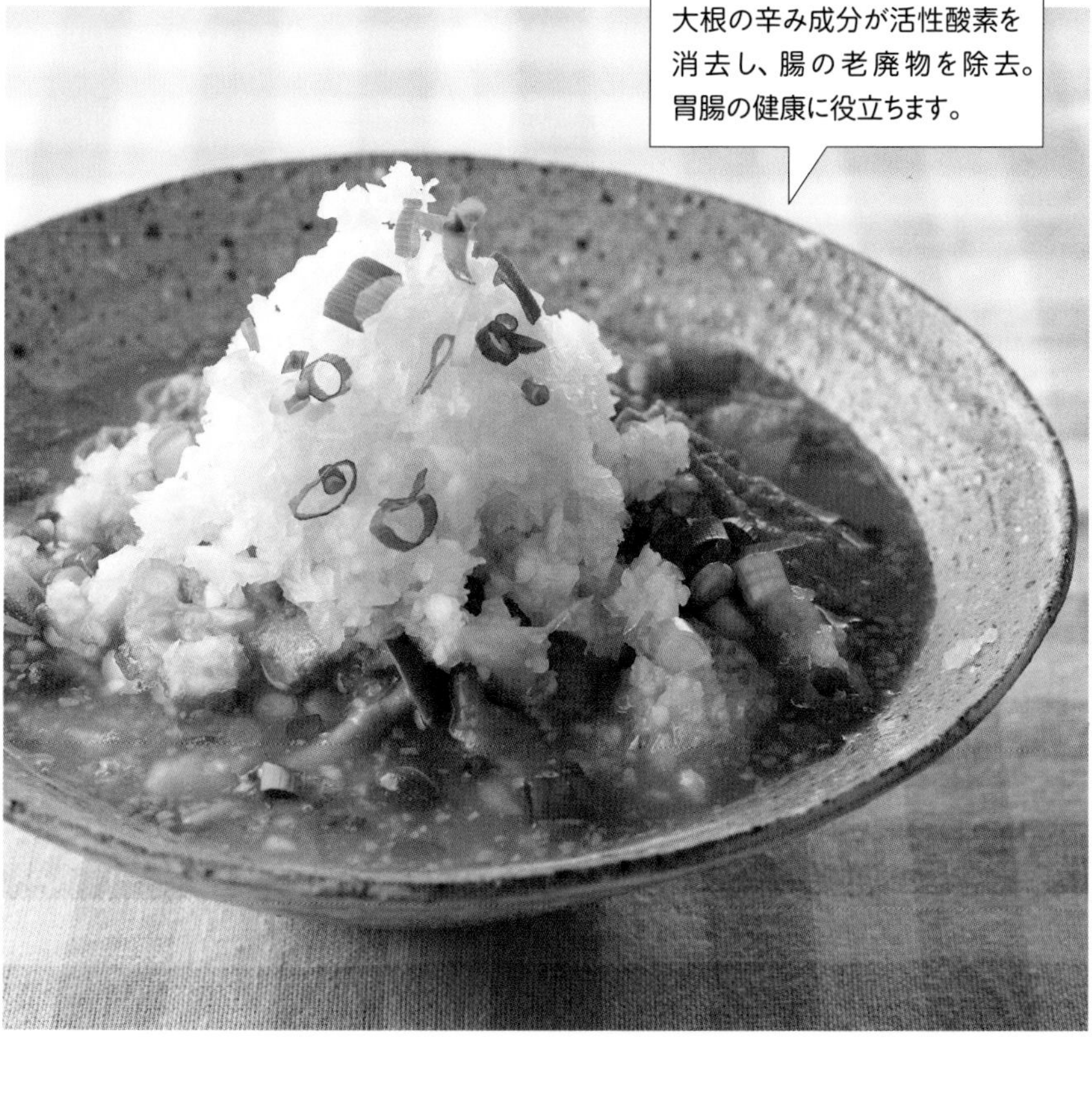

ブロッコリーとエビのトマトクリームスープ

エビの歯ごたえが満腹感を増す、
クリーミーなスープ

材料 1人分

福田式ケトン食スープの素(FKS)……150g
しめじ(小分けにする)……30g
ブロッコリー(小分けにする)……50g
エビ(殻をむいて背ワタを取る)……4尾
トマト缶(カット)……100g
水……100mℓ
豆乳……100mℓ
ミニトマト(4等分に切る)……1個
コンソメ……小さじ1
黒コショウ……少々

作り方

1 鍋に**FKS**としめじ、ブロッコリー、エビ、トマト缶、水、豆乳、コンソメを入れて中火にかける。
2 沸騰しそうになったら弱火にして5分ほど煮込む。
3 器に注ぎ、ミニトマトをのせて黒コショウをふる。

496 kcal	たんぱく質	脂質	糖質
	53.1g	20.8g	4.3g

カリウムが含まれるきゅうりは利尿作用があり、高血圧予防にも効果的。夏におすすめです。

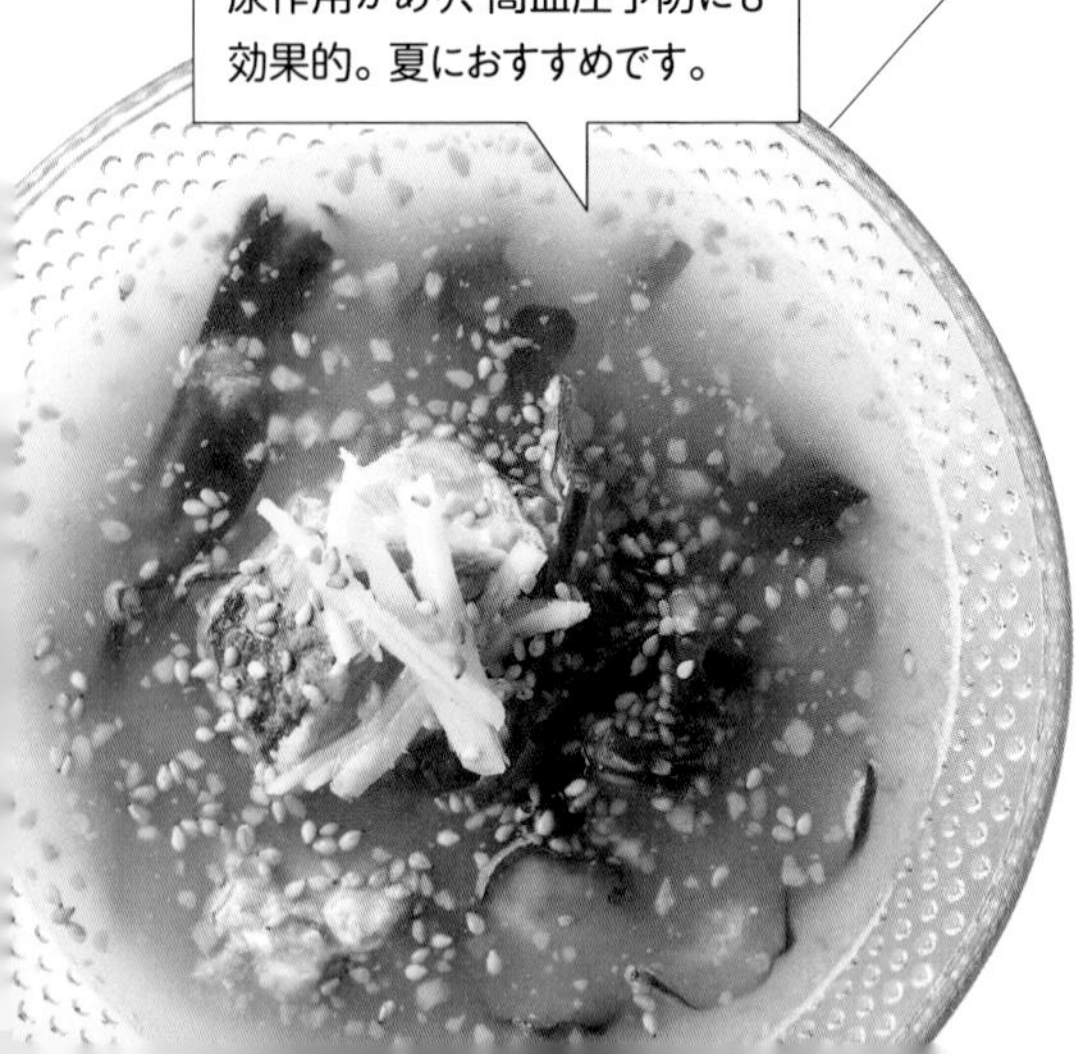

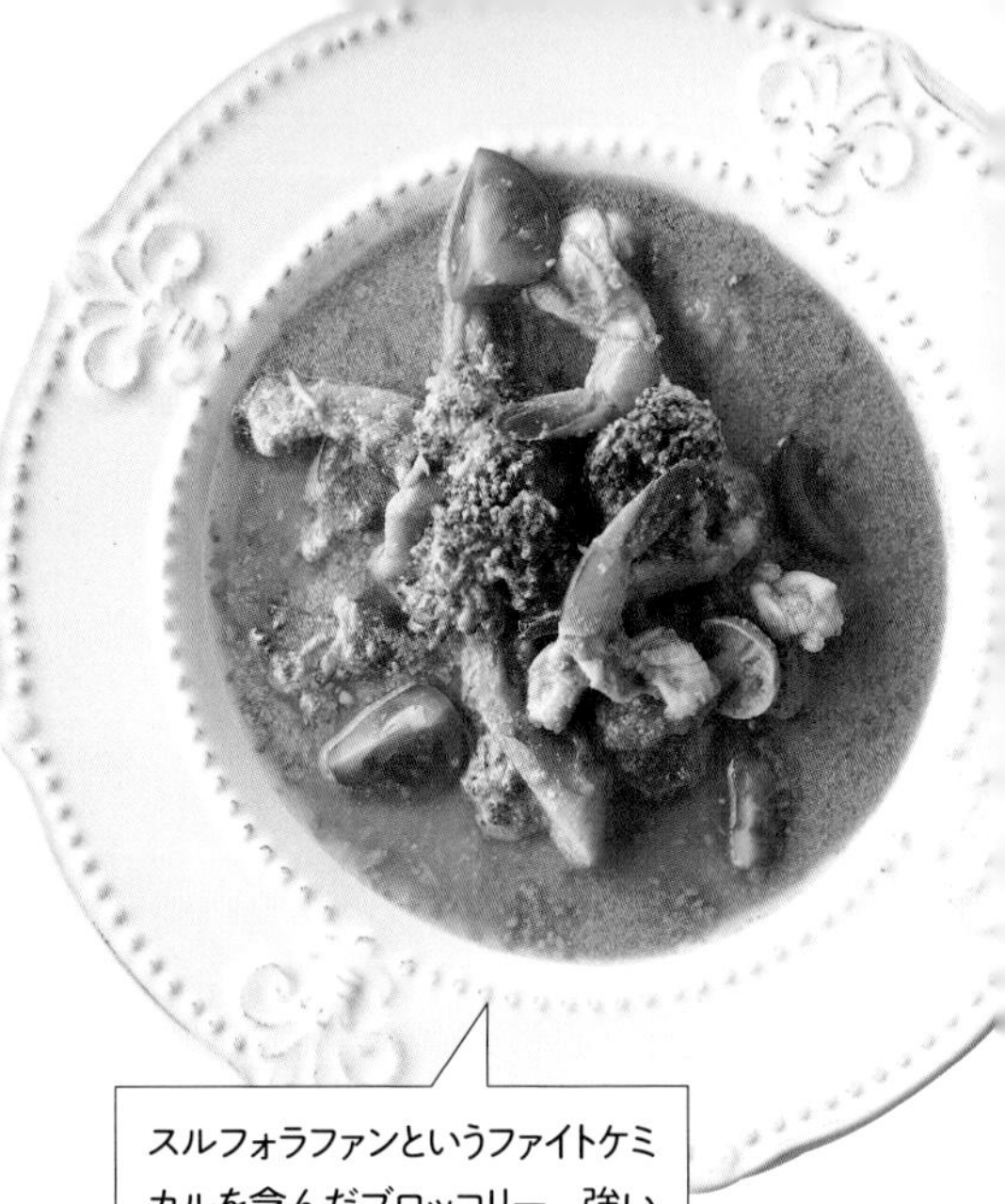

スルフォラファンというファイトケミカルを含んだブロッコリー。強い抗酸化作用とがん予防に期待。

339 kcal	たんぱく質	脂質	糖質
	24.8g	13.1g	9.2g

鮭缶の冷や汁スープ

鮭缶を汁ごと使うことで、
調味料が少量でOK

材料 1人分

福田式ケトン食スープの素(FKS)……150g
きゅうり(薄切り)……1/2本
鮭缶……200g
わかめ(生)……30g
水……200mℓ
味噌……小さじ1
煎りごま……小さじ1
生姜(千切り)……10g

作り方

1 きゅうりは塩(分量外)をふり、揉んでから水気を絞っておく。
2 ボウルに**FKS**と鯖缶、わかめ、きゅうり、水、味噌を入れて混ぜる。
3 器に注ぎ、煎りごまをふり、生姜をのせる。

column 5

ケトン食をサポートする
糖質控えめなスイーツ

小腹が減ったときは甘いものがむしょうに食べたくなり、つい間食しがち。そんなときは糖質を考えたスイーツや栄養価豊富なおやつを選んで、ゆっくり味わって食べましょう。少量でも満足感は高まります。

BASE FOOD　ベースクッキー

26種のビタミン&ミネラル、約7gのたんぱく質、食物繊維など、からだに必要な33種類の栄養素がぎゅっとつまった、甘すぎずギルティフリーの完全栄養のクッキー。

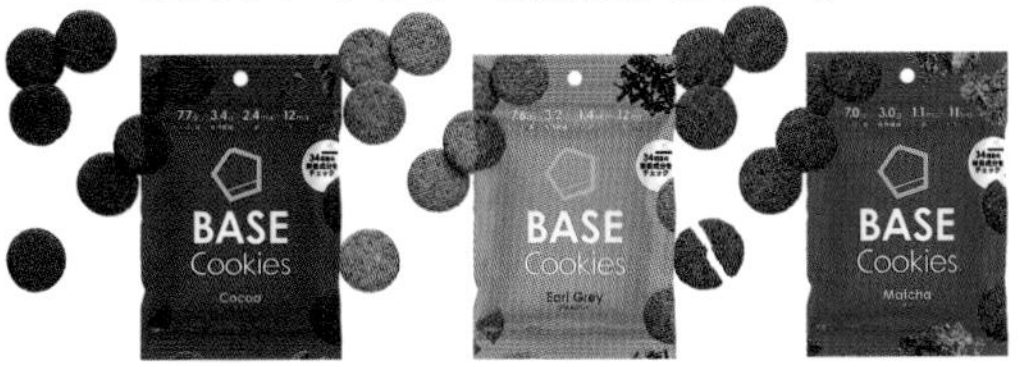

ココア　アールグレイ　抹茶

他に、ココナッツ、さつまいも

勝山ネクステージ
仙台勝山館 バターコーヒーキャンディ

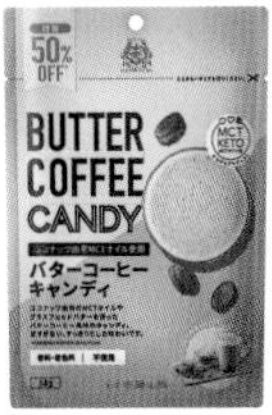

糖質50％OFFでMCTオイルとグラスフェッドバターを使用。甘すぎず、すっきりとした甘さのバターコーヒー味。水溶性食物繊維（イヌリン）配合で、おなかにもやさしい。香料・着色料不使用。

モンテール
6P糖質を考えたプチシュークリーム
糖質を考えたどら焼・あんこ&ホイップ
3P糖質を考えたプチエクレア

一袋の糖質総量をロカボ糖質10g以下に抑え、水溶性食物繊維（イヌリン）も配合。本格的なスイーツのおいしさを維持しながら糖質控えめがうれしい。食物繊維が豊富だから腸活もサポート。なかでもどら焼きは食物繊維総量7.6gとたっぷり設計。

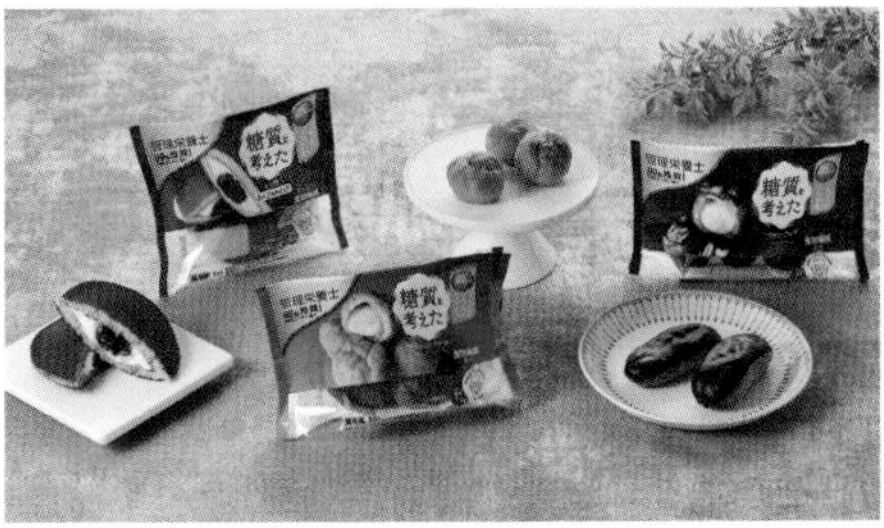

サリサリストア（ココウェル）
濃厚でなめらかなヴィーガンアイス
ココアイス

有機ココナッツミルクに有機ココナッツシュガー、カシューナッツを使用したココナッツアイス。濃厚な味わいでなめらかな食感。乳化剤・安定剤等、食品添加物は一切使用せず、自社工房「ココウェルラボ」で丁寧に製造されている。

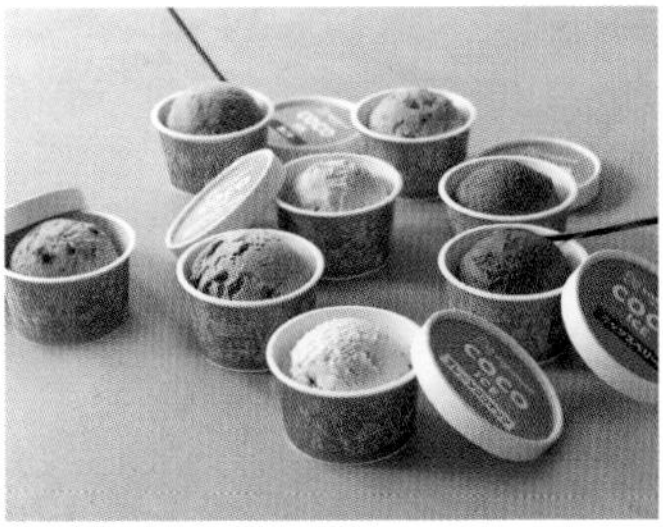

プレーン、ココカカオ、モリンガ小豆、ミルキィレモン、スパイスチャイ、カフェラテ、黒ごま、ミックスベリー

※2023年7月現在の情報です。各お問い合わせ先はP127に記載しています。

動物性たんぱく質がメイン

肉が
主役のレシピ

Chicken, Pork, Beef

福田式ケトン食では脂肪が少なく良質なたんぱく質が豊富な鶏肉を推奨。動物性脂肪が多い、鉄分が多い、食品添加物が含まれる等の理由から、赤身の肉、加工肉や乳製品を極力控えたレシピです。

しらたきのフォー

甘みのあるスープにピリッとしたクレソンが合います

材料 1人分

福田式ケトン食スープの素(FKS)……150g
しらたき……50g
水……200㎖
コンソメ……小さじ1
塩……少々
牛肉(しゃぶしゃぶ用)……80g
クレソン……30g
アーモンド(砕く)……10g
黒コショウ……少々

作り方

1 鍋にFKSとしらたき、水、コンソメを入れて中火にかける。
2 沸騰したら塩で味をととのえ、牛肉を入れ、肉に火が通ったら火から下ろす。
3 器に注ぎ、クレソンをのせ、アーモンドをちらし、黒コショウをふる。

412 kcal	たんぱく質	脂質	糖質
	24.8g	23.9g	4.3g

しらたきで代用した低糖質のごちそうフォー。β-カロテンが豊富なクレソンは生活習慣病予防に。

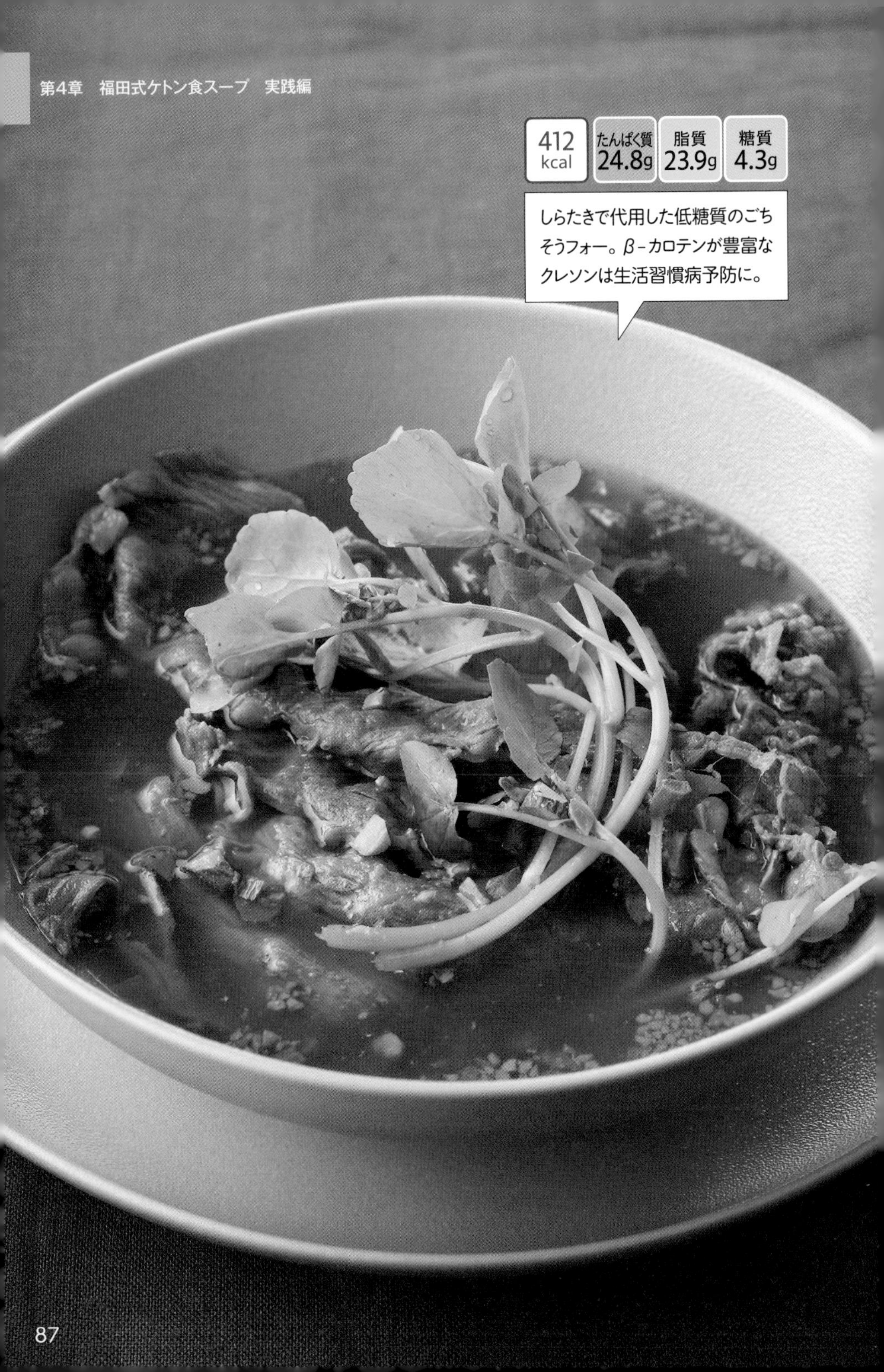

春雨入りサンラータン

春雨がおいしい！　酸味の利いた食べる中華風スープ

材料 1人分

福田式ケトン食スープの素(FKS)……150g
牛肉(スライス・千切り)……80g
しいたけ(薄切り)……1枚
豆腐(さいの目切り)……50g
水……200mℓ
中華だし……小さじ1
しょうゆ……小さじ1
酢……小さじ2
春雨……10g
卵(溶く)……1個
小ネギ(小口切り)……10g

作り方

1 鍋にFKSと牛肉、しいたけ、豆腐、水、中華だしを入れて中火にかける。
2 沸騰したら2分ほど煮てしょうゆと酢を入れ、春雨を加える。
3 再度、沸騰してきたら卵をまわし入れ、フタをして火を止める。
4 器に注ぎ、小ネギをちらす。

504 kcal	たんぱく質	脂質	糖質
	31.3g	25.3g	17.8g

血糖値の上昇をゆるやかにするお酢は、疲労回復や食欲増進に。高血圧予防にも期待！

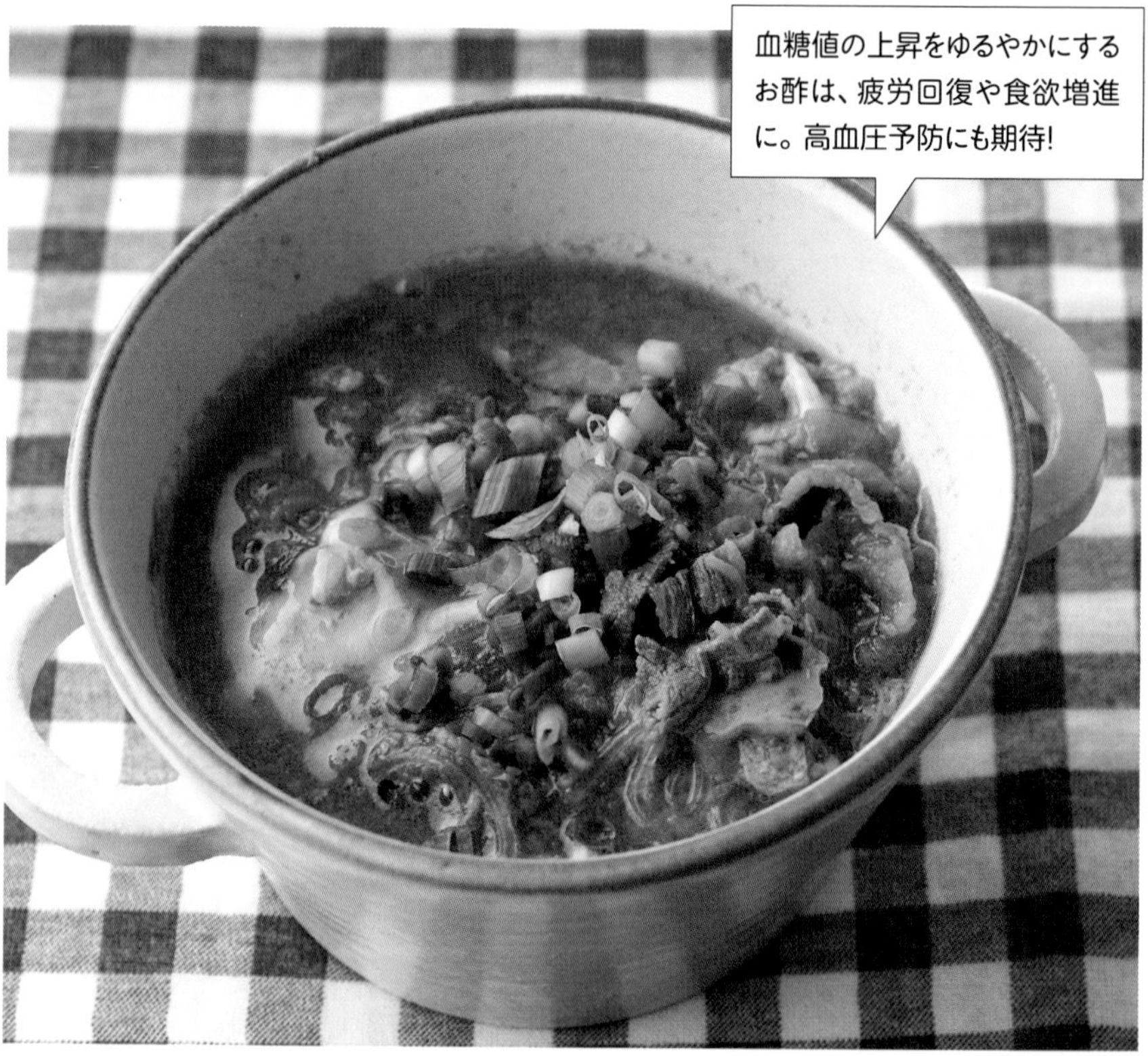

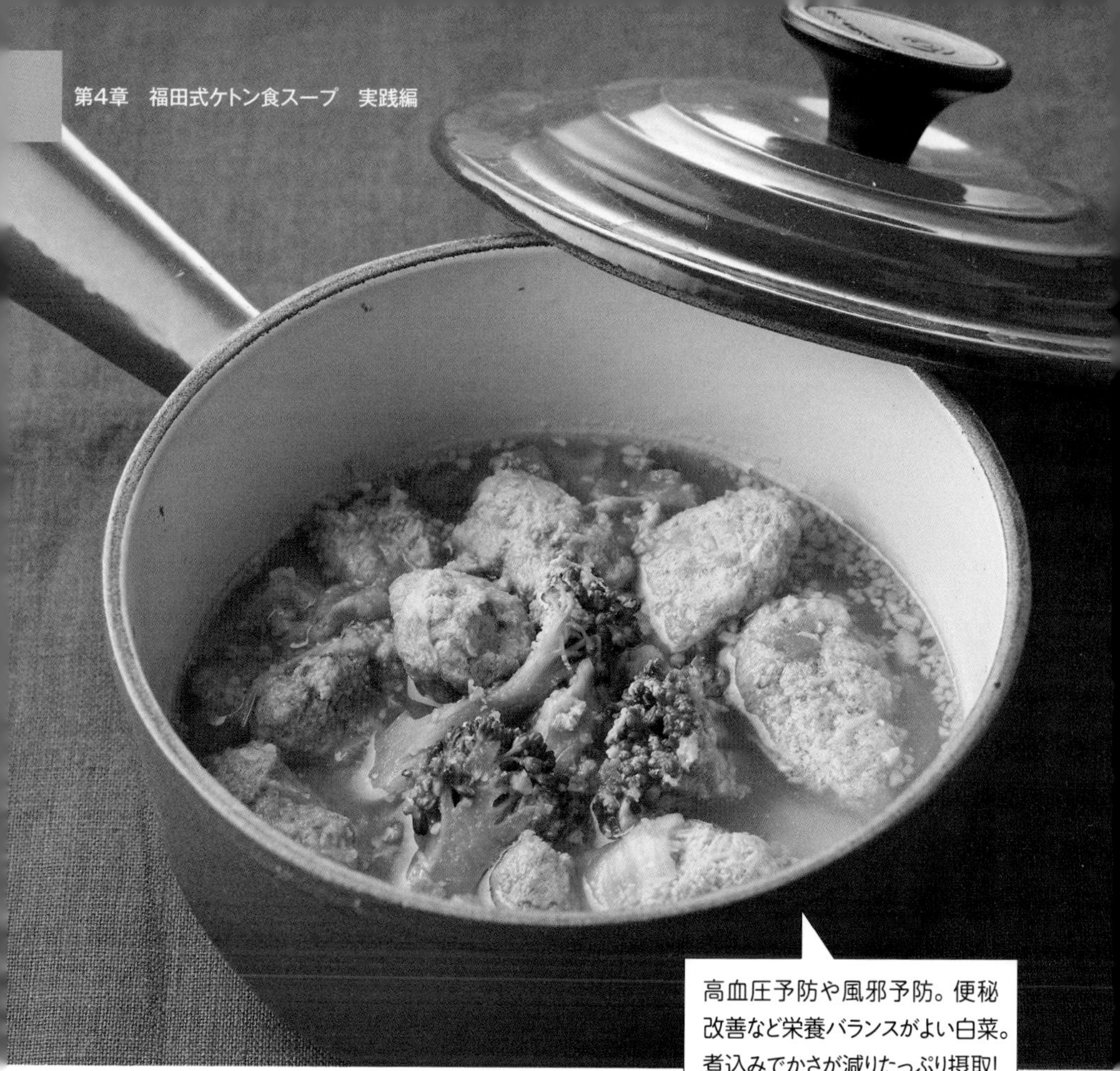

高血圧予防や風邪予防。便秘改善など栄養バランスがよい白菜。煮込みでかさが減りたっぷり摂取!

白菜と肉団子のスープ

369 kcal	たんぱく質	脂質	糖質
	34.5g	14.8g	4.2g

定番の和風味スープをコンソメ味で洋風に

材料 1人分

福田式ケトン食スープの素(FKS)……150g
鶏むねひき肉……100g
卵(溶く)……$\frac{1}{2}$個
水……300㎖
白菜(食べやすい大きさに切る)……50g
ブロッコリー(小分けにする)……30g
コンソメ……小さじ1
塩……少々
黒コショウ……少々

作り方

1 ボウルに鶏むねひき肉と卵を入れてよく練る。
2 鍋にFKSと水、白菜、ブロッコリーを入れて中火にかける。
3 沸騰してきたら**1**をスプーンですくい、落とし入れる。
4 再度沸騰してきたら中～弱火にして5分ほど煮込む。
5 コンソメを入れ、塩で味をととのえる。
6 器に注ぎ、黒コショウをふる。

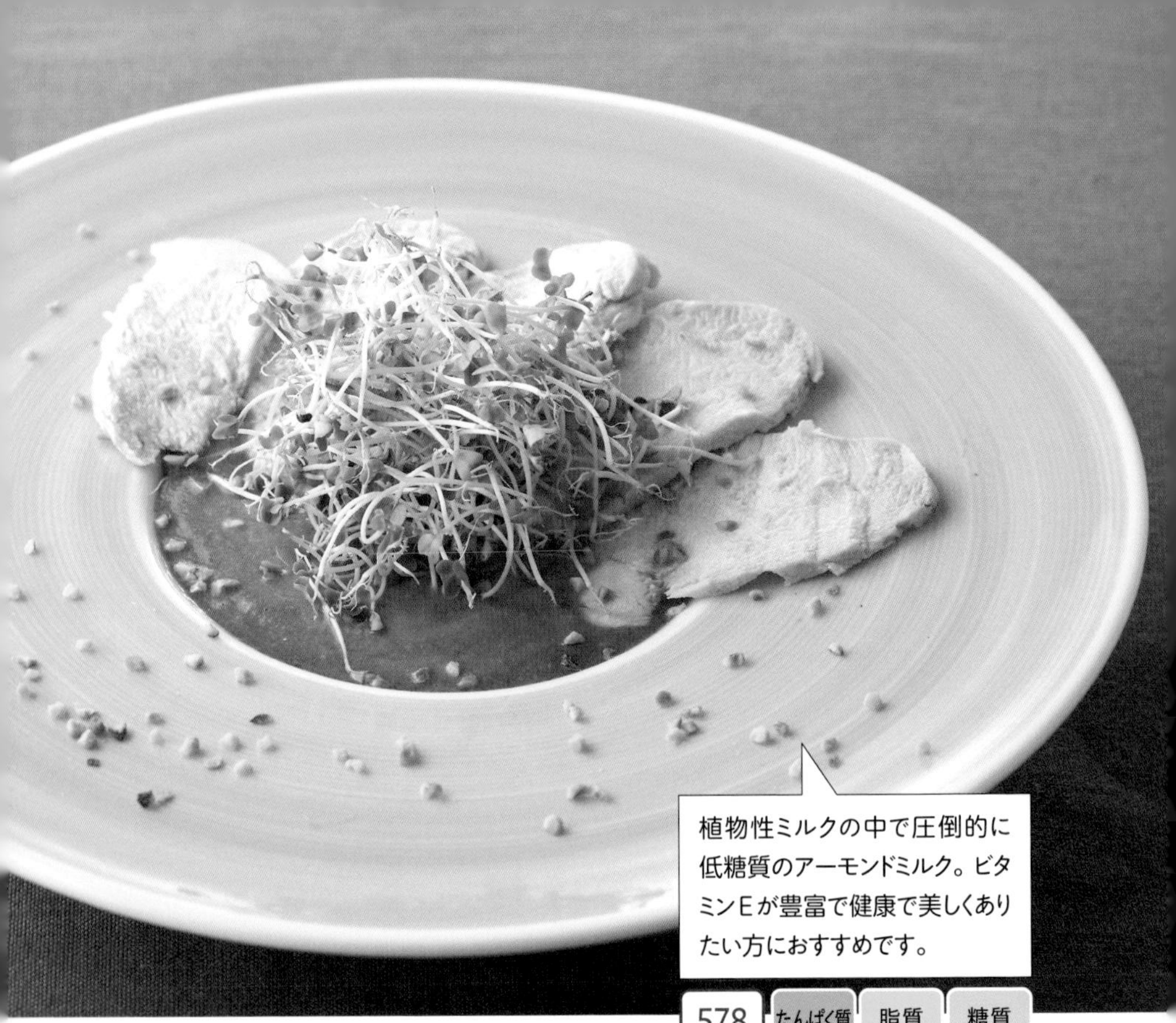

植物性ミルクの中で圧倒的に低糖質のアーモンドミルク。ビタミンEが豊富で健康で美しくありたい方におすすめです。

578 kcal	たんぱく質	脂質	糖質
	27.8g	40.4g	5.3g

アボカドのポタージュ、サラダチキンのせ

濃厚なスープとあっさり味のチキンが相性抜群

材料 1人分

福田式ケトン食スープの素（FKS）……150g
アボカド（種を取り、皮を外す）……1個
アーモンドミルク……100mℓ
塩……少々
サラダチキン（薄切り）……80g
ブロッコリースーパースプラウト……5g
ピスタチオ（砕く）……少々

作り方

1. ミキサーにFKSとアボカド、アーモンドミルクを入れ、なめらかになるまで回す。
2. 器に注ぎ、塩で味をととのえる。
3. スープの上にサラダチキン、ブロッコリースーパースプラウトをのせ、ピスタチオをちらす。

■サラダチキンの作り方

耐熱用ポリ袋に皮を取った鶏むね肉を入れ、オリーブオイル小さじ1を加えてしっかり閉じる。沸騰したお湯に袋ごと鶏むね肉を入れて2分茹でる。フタをして火を止め、1時間放置する。

鶏むね肉とカリフラワーのカレースープ

香ばしさが新しい、アーモンドミルクのカレースープ

材料 1人分

福田式ケトン食スープの素（FKS）……150g
鶏むね肉（薄切り）……80g
カリフラワー（小分けにする）……80g
唐辛子……1本
水……200㎖
カレー粉（パウダー）……小さじ1
アーモンドミルク……100㎖
コンソメ……小さじ1
塩……少々
コショウ……少々
クルミ……10g

作り方

1. 鍋にFKSと鶏むね肉、カリフラワー、唐辛子、水、カレー粉を入れて中火にかける。
2. 沸騰してきたらアーモンドミルク、コンソメを加え、中～弱火にして5分ほど煮込む。
3. 塩、コショウで味をととのえる。
4. 器に注ぎ、クルミを砕きながらちらす。

409 kcal	たんぱく質	脂質	糖質
	29.2g	20.5g	1.9g

抗がん効果の成分が含まれるカリフラワー。動脈硬化を予防し美白効果があるビタミンCが豊富。

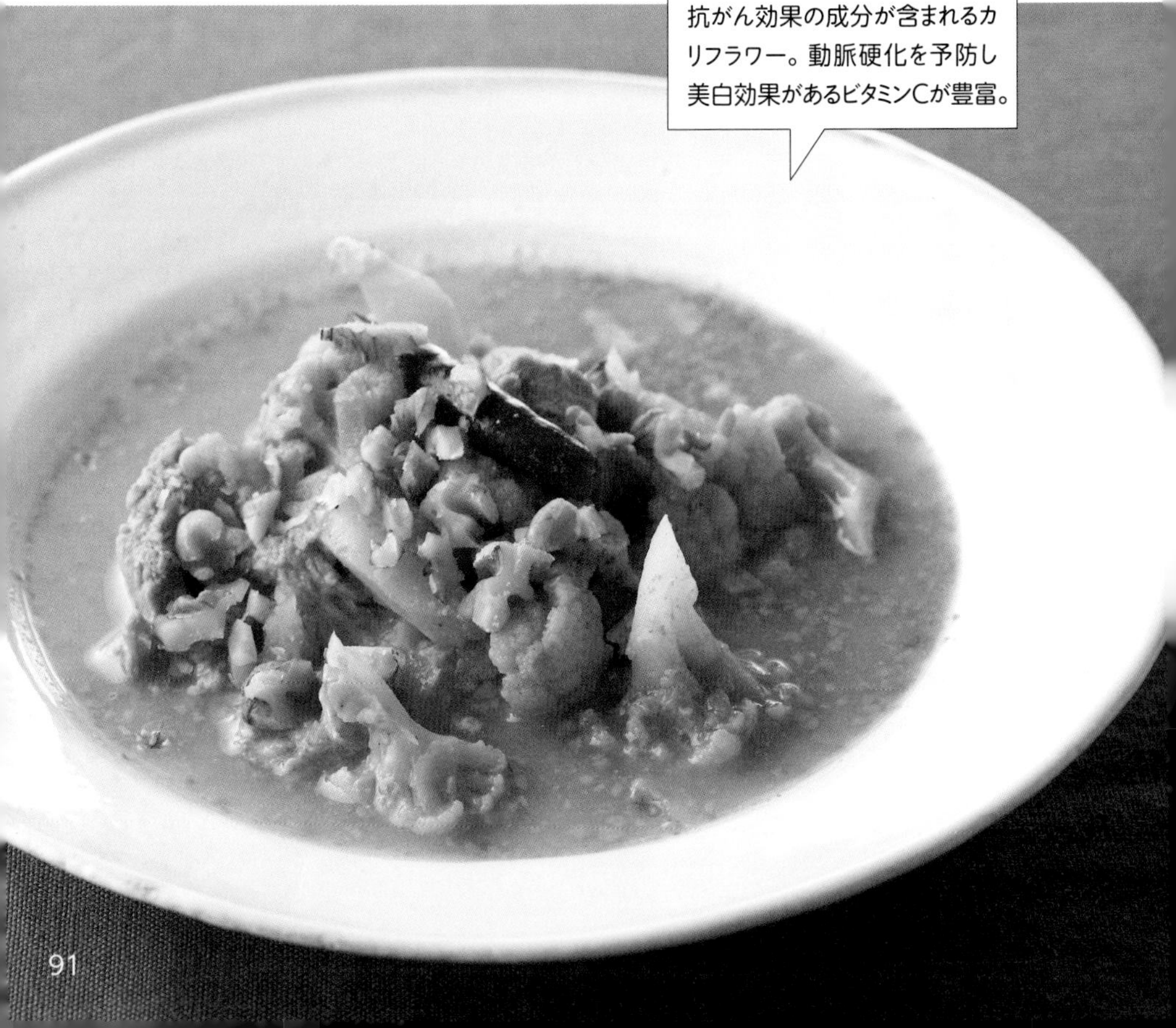

オートミールのクリームボロネーゼ合いびき風

オートミールを崩しながらスープと一緒に食べる

材料 1人分

福田式ケトン食スープの素(FKS)……150g
オートミール……30g
水……50㎖
合いびき肉……80g
枝豆(豆のみ)……30g
水……150㎖
豆乳……100㎖
塩……少々
ミニトマト(4等分に切る)……1個
粉チーズ……少々
黒コショウ……少々
ピスタチオ(砕く)……5g

作り方

1. 耐熱容器にオートミールと水を入れ、混ぜたら電子レンジで1分加熱し、ボウル状に丸めておく。
2. 鍋に**FKS**と合いびき肉、枝豆、水を入れて中火にかける。
3. 沸騰したら中〜弱火にして2分ほど煮る。
4. 豆乳を入れて塩で味をととのえ、沸騰寸前で火から下ろす。
5. 器に注ぎ、中央に**1**をおく。
6. ミニトマトをのせ、粉チーズと黒コショウをふり、ピスタチオをちらす。

606 kcal	たんぱく質 31.3g	脂質 34.1g	糖質 24.9g

糖質制限でもお腹いっぱいに食べたいならオートミール！　腸内環境を整え、さまざまな予防効果に期待。

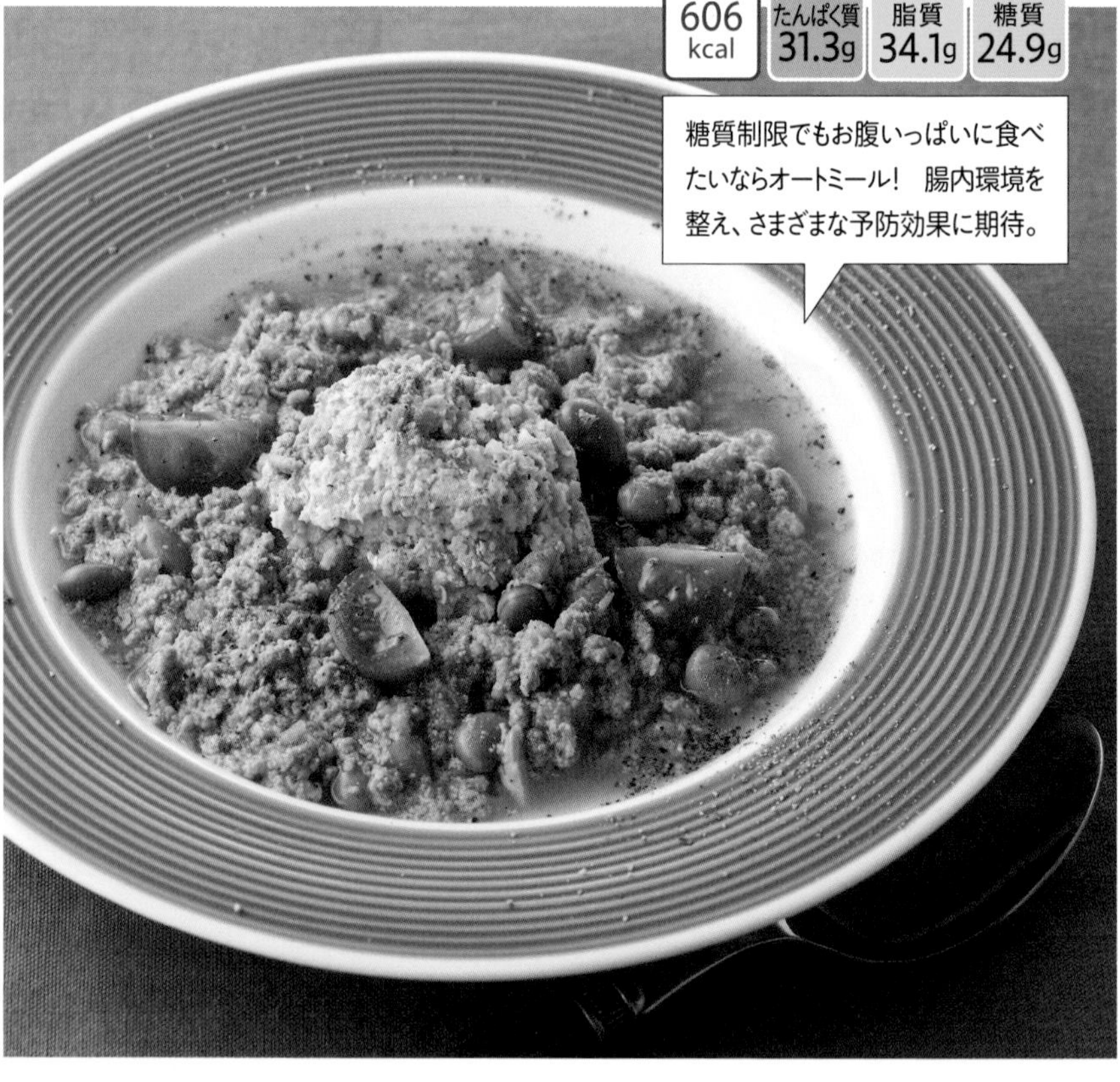

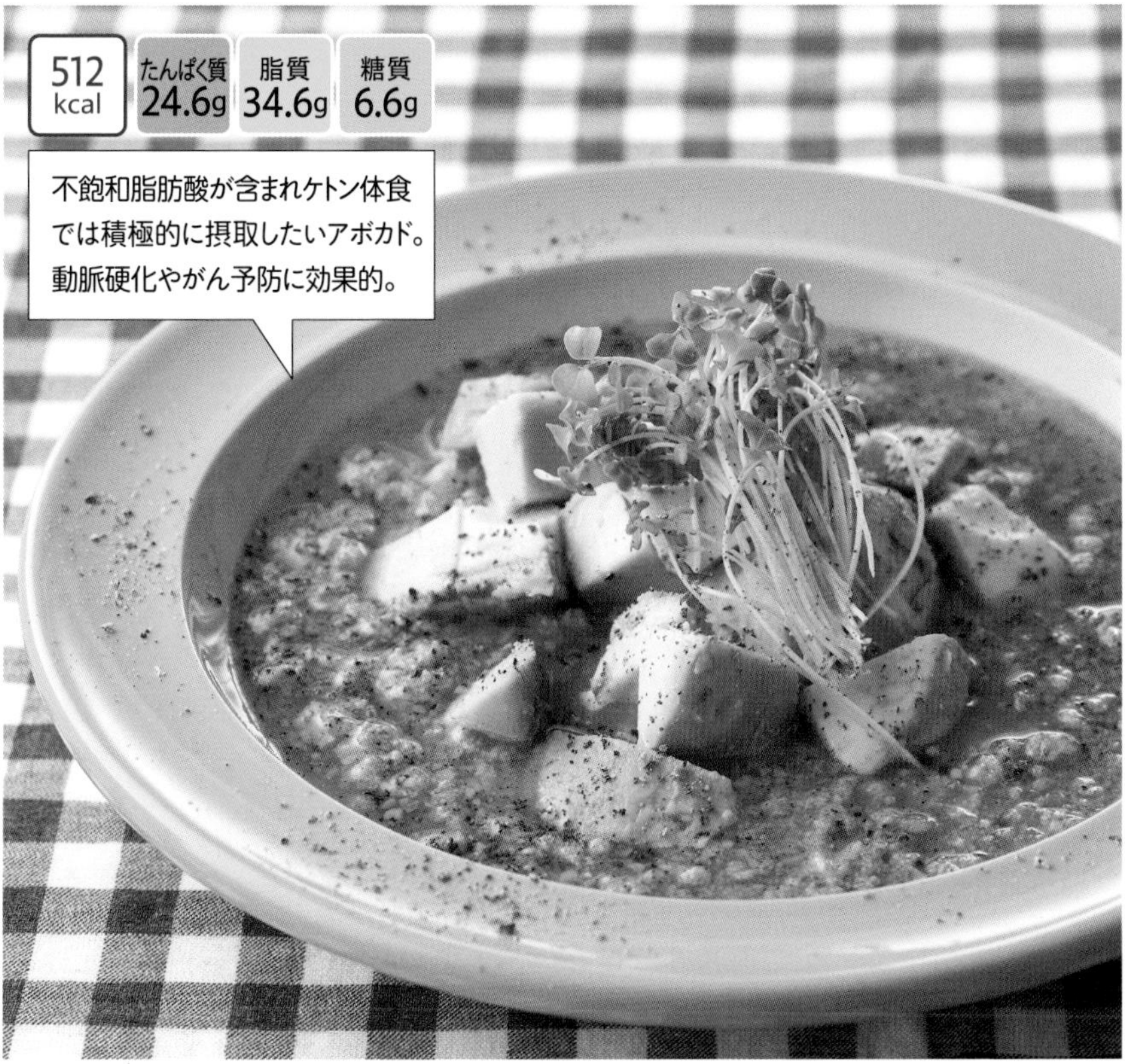
512 kcal
たんぱく質 24.6g
脂質 34.6g
糖質 6.6g
不飽和脂肪酸が含まれケトン体食では積極的に摂取したいアボカド。動脈硬化やがん予防に効果的。

鶏ひき肉とアボカドのメキシカンスープ

スパイスの香りが食欲をそそる、洋風の食べるスープ

材料 1人分

福田式ケトン食スープの素(FKS)……150g
鶏ひき肉(むね肉)……100g
セロリ(粗みじん切り)……50g
水……200㎖
コンソメ……小さじ1
チリパウダー……小さじ1
クミン……少々
塩……少々
アボカド(種を取り、皮を外してさいの目切り)……1/2個
ブロッコリースプラウト……5g
黒コショウ……少々

作り方

1 鍋にFKSと鶏ひき肉、セロリ、水、コンソメ、チリパウダー、クミンを入れて中火にかける。
2 沸騰してきたら中～弱火にして5分ほど煮る。
3 塩で味をととのえて器に注ぎ、アボカドをちらしてブロッコリースプラウトをのせ、黒コショウをふる。

豚肉のもつ鍋風スープ

もつが苦手な人におすすめの豚肉を使ったスープ

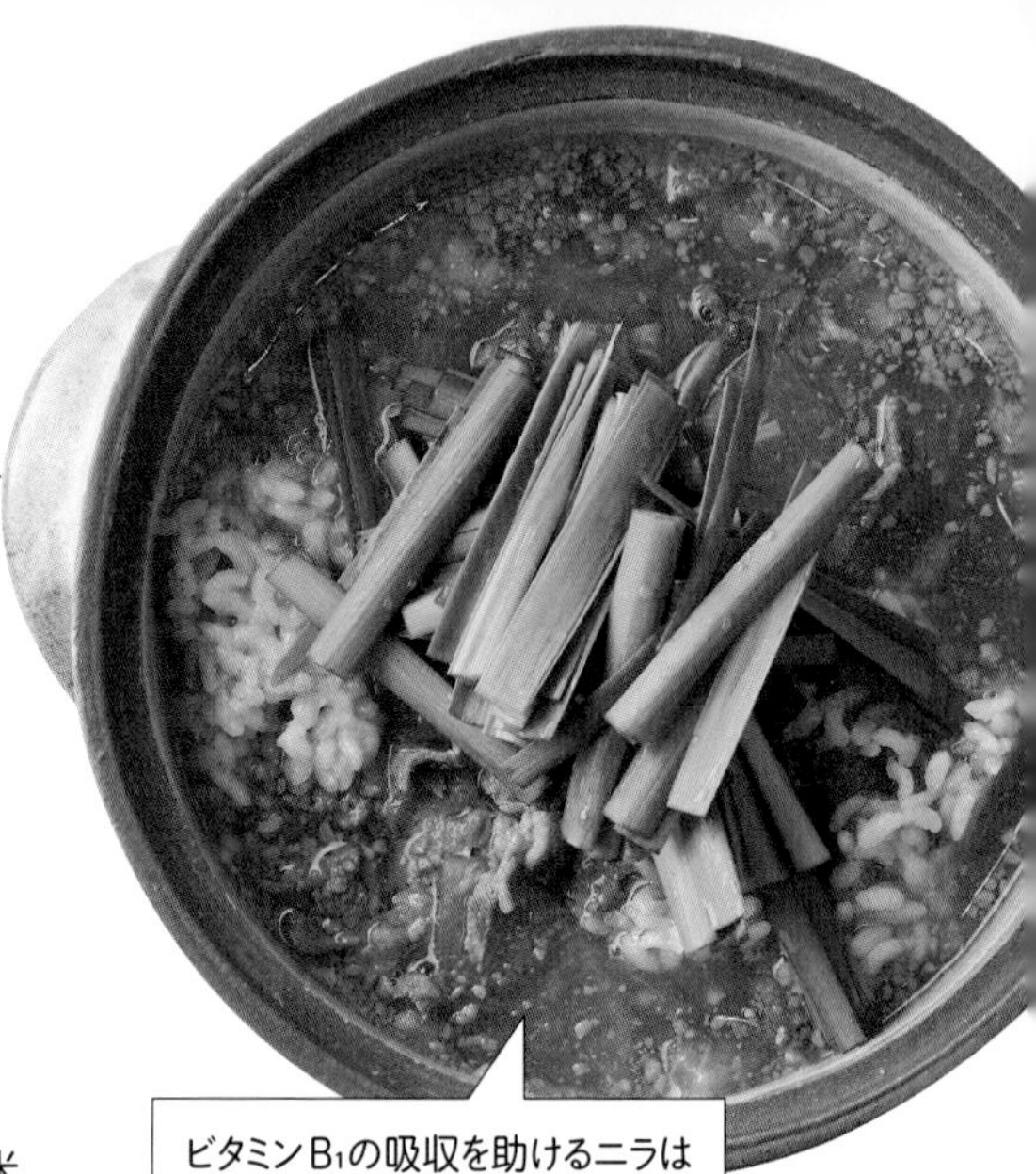

材料 1人分

福田式ケトン食スープの素（FKS）……150g
にんにく（薄切り）……1かけ
豚肉（スライス・食べやすい大きさに切る）……80g
大根（いちょう切り）……50g
玄米（炊いたもの）……50g
和風だし……小さじ1
しょうゆ……小さじ2
水……300mℓ
ニラ（2cmに切る）……30g

作り方

1 鍋にFKSとにんにく、豚肉、大根、玄米、和風だし、しょうゆ、水を入れて中火にかける。
2 沸騰してきたら中〜弱火にして、大根が柔らかくなるまで煮る。
3 器に注ぎ、ニラをのせる。

ビタミンB_1の吸収を助けるニラは豚肉との相性抜群。疲労回復を助け、スタミナ強化におすすめ。

625 kcal	たんぱく質 20.2g	脂質 42.8g	糖質 22.1g

ささみと刻み昆布の梅スープ

梅の酸味と昆布の風味が疲れを癒してくれるスープ

308 kcal	たんぱく質 26.3g	脂質 11.1g	糖質 5.3g

不足しがちなミネラルと食物繊維がたっぷり。高血圧など生活習慣病に役立つ、さっぱりスープ。

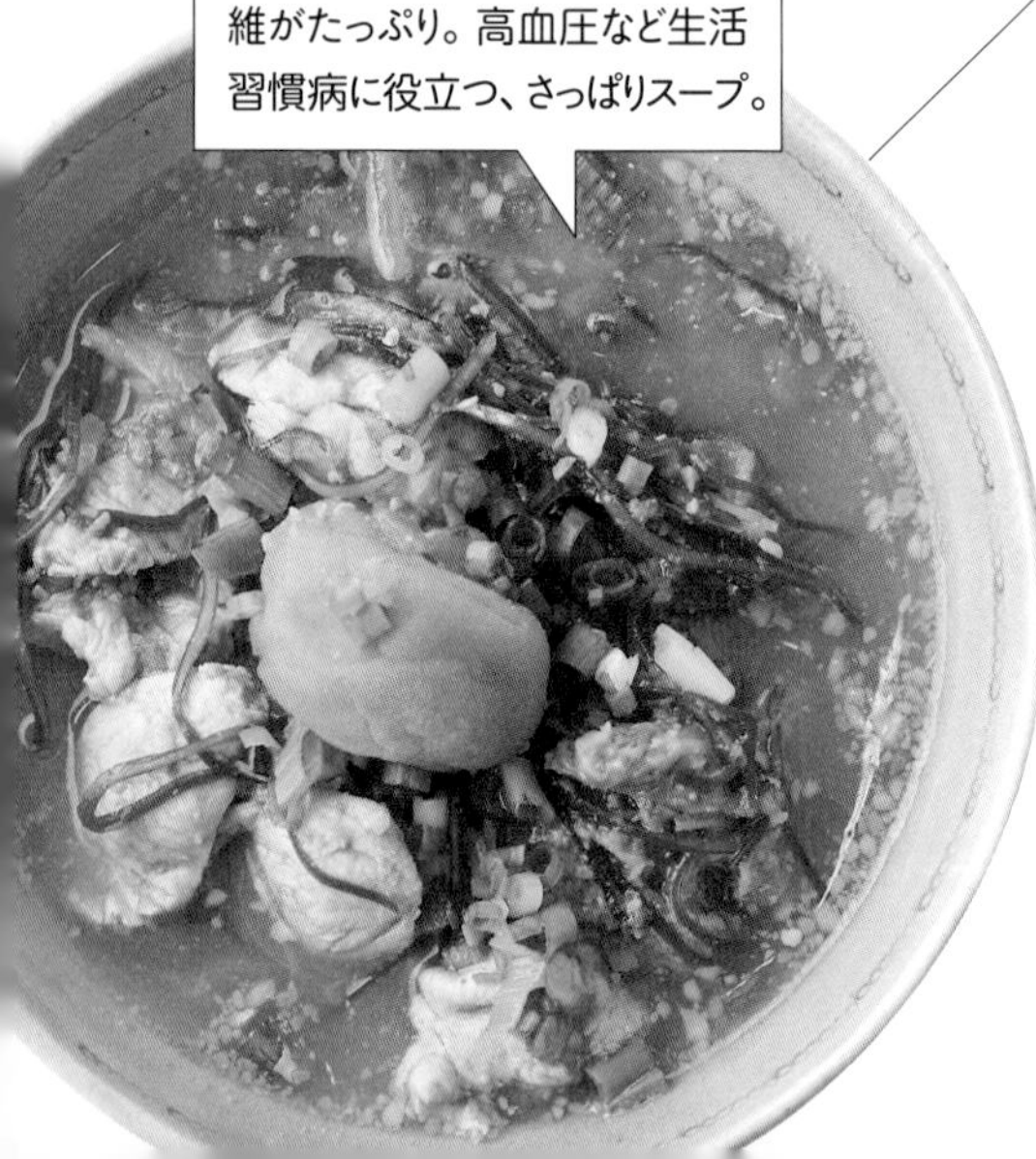

材料 1人分

福田式ケトン食スープの素（FKS）……150g
鶏ささみ（食べやすい大きさに切る）……80g
白菜（2cm幅に切る）……50g
刻み昆布……5g
梅干し……1個
水……200mℓ
和風だし……小さじ1
小ネギ（小口切り）……10g

作り方

1 鍋にFKSと鶏ささみ、白菜、刻み昆布、梅干し、水、和風だしを入れて中火にかける。
2 沸騰したら中〜弱火にして5分ほど煮る。
3 器に注ぎ、小ネギをちらす。

column 6

ケトン食をサポートする
栄養価豊富な低糖質の主食

栄養バランスのよい低糖質のパン、パスタ、お蕎麦なら、ケトン食にも十分活用できます。福田式ケトン食スープは基本、主食は摂らなくてもOKですが、食べたいときには低糖質を意識して選びましょう。

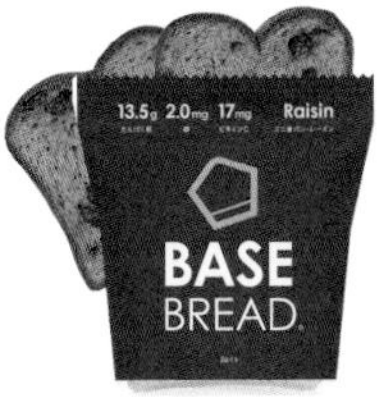

BASE FOOD
BASE BREAD
ミニ食パン・レーズン
26種類のビタミン&ミネラル、13.5gのたんぱく質、食物繊維もたっぷり。レーズンの甘さと果実のようなみずみずしい食感が全粒粉生地とマッチ。

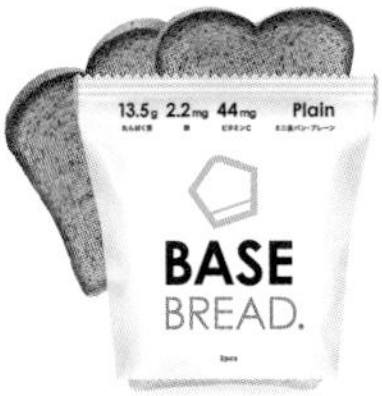

BASE FOOD
BASE BREAD
ミニ食パン・プレーン
26種類のビタミン&ミネラル、13.5gのたんぱく質、食物繊維と1日に必要な33種類の栄養素がぎっしり詰まった、サクもち食感の完全栄養ミニ食パン。

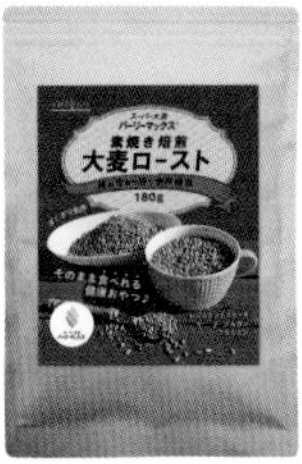

バブルスター
LOHAStyle
バーリーマックスロースト
大さじ3杯で約3.4gの食物繊維が摂れる焙煎大麦。ザクポリ食感でそのまま食べられる。お湯でふやかせばもち麦のようなもちプチ食感。スープにかけてもおいしい。

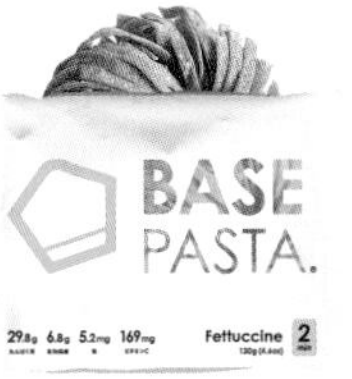

他に、アジアン(細麺)、ボロネーゼ(調理済みの冷凍パスタ)等がある。

BASE FOOD
BASE PASTA
フェットチーネ
26種類のビタミン&ミネラル、29.8gのたんぱく質、食物繊維などからだに必要な栄養素がぎっしり詰まった完全栄養パスタ。もちもち食感の平打ち麺でゆで時間2分で完成。

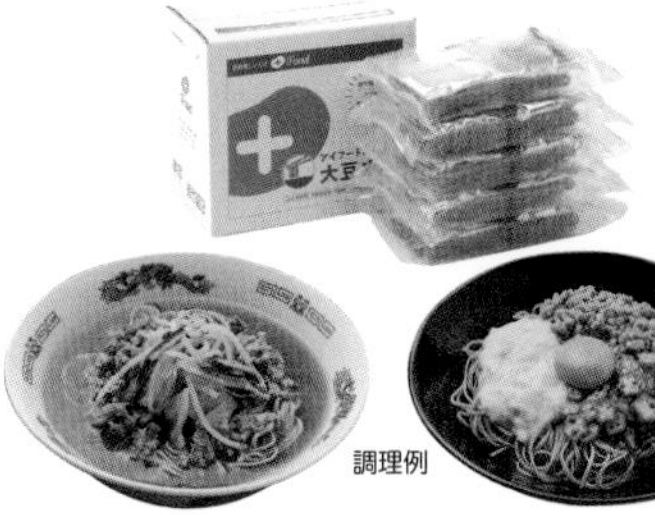

調理例
基本の野菜麺　ねばねばそば

iFood
低糖質「大豆めん」スープ付
麺とスープ、一食の糖質が2.1g*。小麦粉を一切使わず、国産大豆100%に香りのよいえん麦(オーツ麦)を加えた乾燥麺。乾麺1玉40gの中にはたんぱく質17.2g、食物繊維8.0g。3種類のスープも低糖質にこだわり、「GABAしょうゆ 和風」が糖質1.1g、「GABAしょうゆ 中華」が0.8g、「GABAみそ」が1.8g。

*GABAしょうゆ中華の場合

※2023年7月現在の情報です。各お問い合わせ先はP127に記載しています。

column 7

ケトン食をサポートする
低糖質高たんぱくの栄養補助食品

低糖質＋高脂質に加え、たんぱく質をしっかり摂取することもケトン食のルール。良質なたんぱく質を他の栄養素と一緒に手軽に摂れるプロテインは、食事や間食の代わりにもなるので、ダイエットにも効果的です。

アンファー
ドクターズ ナチュラル レシピ
ボタニカルライフプロテイン　NMNリニューア

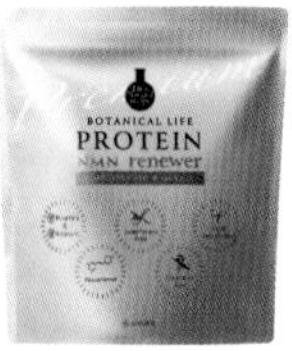

黒豆きなこ味

「NMN」成分とレスベラトロール配合の良質な植物性たんぱく質が摂れる100%ソイプロテイン。19種類のスーパーフードと35素材の有機植物発酵エキス配合。「黒豆きなこ味」は銀座の名店が監修したこだわりの味。

勝山ネクステージ
MCTダイエットプロテイン

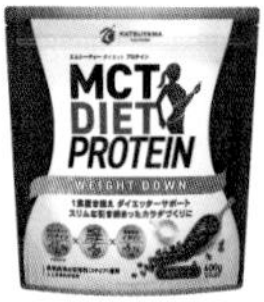

カフェラテ味

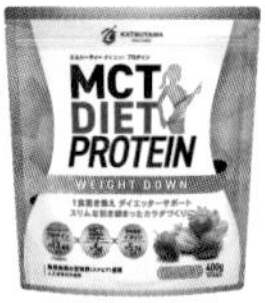

ストロベリー味

吸収の速いホエイプロテインとゆっくり吸収されるソイプロテインをダブルで配合しているため持続的にたんぱく質を吸収でき、腹持ちがよい。MCTオイル配合。

アンファー
ドクターズ ナチュラル レシピ
ボタニカルライフプロテイン

100%ソイプロテイン。乳酸菌、ビフィズス菌、フラクトオリゴ糖配合。着色料・香料・甘味料・酸化防止剤・増粘剤はフリー。素材の味を生かした優しい甘さ。

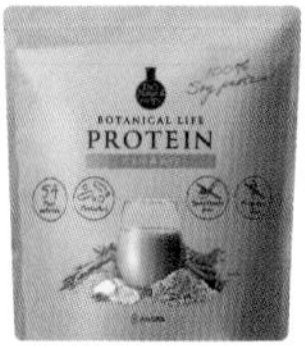

きなこ味

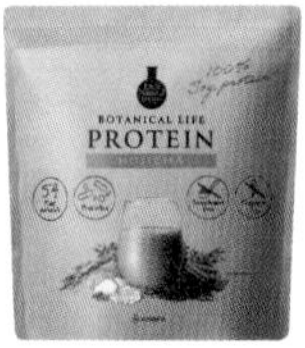

ほうじ茶味

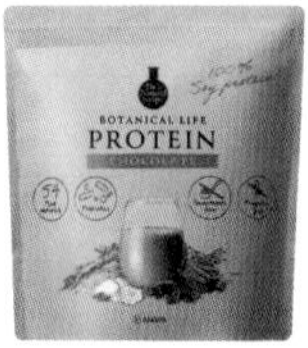

チョコレート味

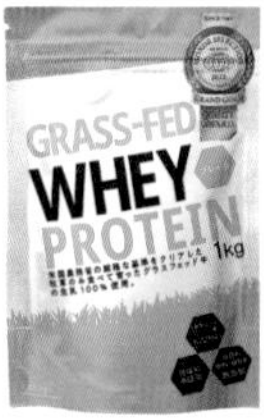

プレーン

バブルスター
LOHAStyle
グラスフェッドホエイプロテイン

プロテイン乳清だけで作られたシンプルなプロテイン。グラスフェッド牛は狭い牛舎でなく、広大な敷地でのびのび飼育された牧草のみで育てられたストレスフリーの牛です。牛への添加ホルモン不使用。

他に、有機カカオ味、バニラ味、有機抹茶味、丸ごとイチゴ味がある

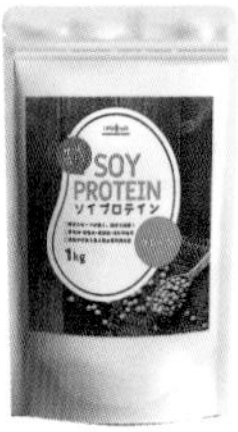

プレーン

バブルスター
LOHAStyle
サッと混ざるソイプロテイン

腹持ち抜群でサッと混ざるのが特徴。自分で味付けができるプロテイン。甘味料・着色料・保存剤・香料不使用。遺伝子組換え混入防止管理済の大豆を使用。

※2023年7月現在の情報です。各お問い合わせ先はP127に記載しています。

第5章

ケトン食スープの効果を上げる食の知恵

毎日の食生活の中で、どんな食品や調味料、ドリンク類を
選べばいいのか。また、サプリメントとのつきあい方など、
「ケトン食スープ」の効果を上げるために、
知っておきたいヒントを集めました。

食の知恵 01

果物の糖質にも要注意！ 摂るなら酸味・苦みのあるものを

本書の52～53ページで、野菜の糖質にも注意を払う必要があることをお伝えしましたが、野菜だけではなく、**果物の糖質も問題**です。

もちろん、果物にもビタミンや食物繊維が多いものもあり、お菓子に比べてヘルシーなデザートだと考えている人も少なくないでしょう。しかし**果物は、体内でブドウ糖に変換される「果糖」を多く含んで**います。果糖によるがん細胞の増殖促進はブドウ糖よりも高いという報告もあり、**ケトン食では果物はおすすめできません**。どうしても食べたいときは、果糖が少なく、**酸味や苦みのある柑橘系の果物を少量**にとどめるようにしましょう。

唯一の例外はアボカドです。アボカドは100グラムあたりの糖質が2グラム程度という糖質の少ない果物。しかも食物繊維やオレイン酸を豊富に含んでいます。日常的に摂っていい果物として、**アボカドがおすすめ**です。

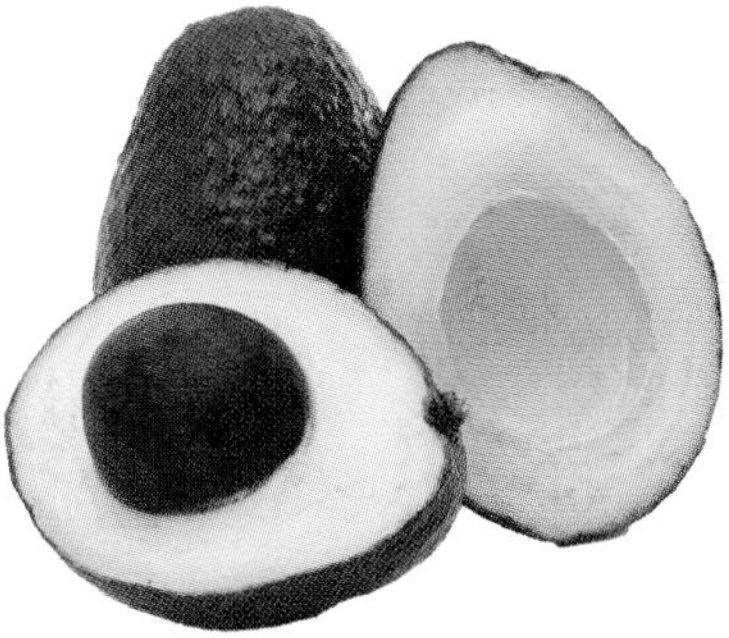

イチオシ

アボカド

アボカドに多く含まれるオレイン酸はオリーブオイルと同じ「オメガ9不飽和脂肪酸」で、がん、循環器疾患予防に効果がある。カロテノイドを多く含むのも特徴で、糖質が少ないケトン食向きの果物。

少しなら
オススメ

ラズベリー、レモン、ライム、夏みかん、アセロラ、イチゴ

甘みが少ない果物には果糖（糖質）も少ないので、少量なら食べてもOK。
同じ柑橘系でも甘いみかんは果糖が多いので避けたほうがいい。

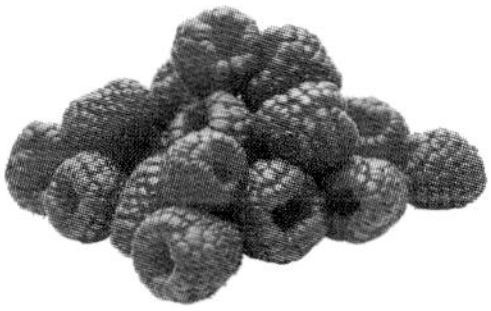

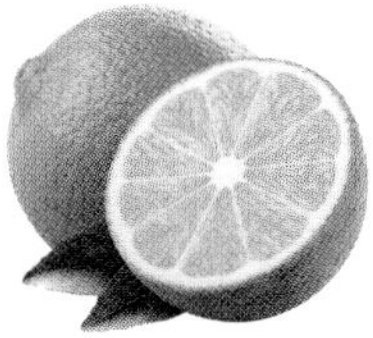

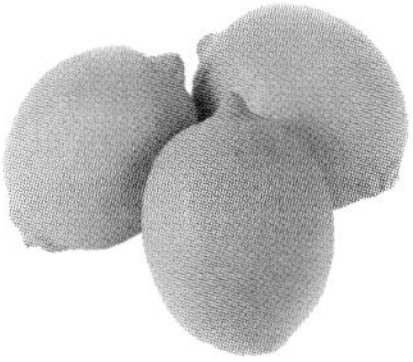

NG

甘みの強い果物

●ぶどう　●バナナ　●りんご

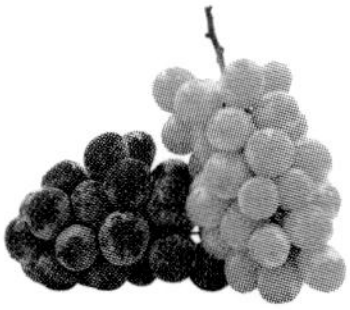

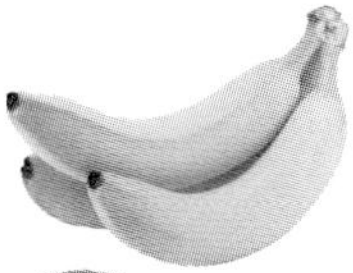

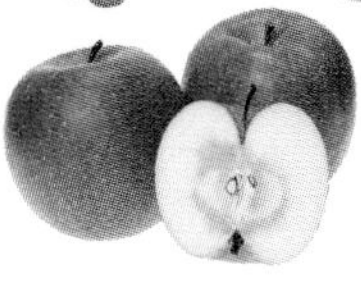

甘みの強い果物は果糖を多く含むため、ケトン食には向かない。ドリアンやマンゴーなどのトロピカルフルーツは特に糖質が多いのでNG。果物のジュースやソースなどは、消化・吸収がよく、血糖値を急上昇させてしまうので特に注意が必要。

食の知恵 02

調味料の「かくれ糖質」。うっかり摂取に注意を！

食品にばかり目を向けがちですが、毎日使う**調味料の中にも糖質が多いものがあります**。特に甘い味のする調味料は糖質が多いので、大量に使うと当然摂取する糖質も増えてしまいます。使う量に気をつけましょう。ソースやケチャップなど、**完成した料理の上にかけるものは使用量を最小限に**とどめます。

砂糖やみりんは糖質の少ない代替品を使用するのもいいでしょう。また、市販のマヨネーズやドレッシングは、摂りすぎると心臓・脳血管系疾患、がん、アレルギー性疾患を引き起こすといわれる「リノール酸」が使われていることが多いので、注意が必要です。

酢やだし、薬味などを上手に利用することで、糖質の多い調味料を控えることができます。調理の際に工夫してみてください。調味料の「かくれ糖質」にくれぐれもご注意を！

イチオシ

塩

糖質ゼロの調味料といえば塩！　天然塩ならミネラルも含まれているのでなおよい。カツオ、煮干し、鶏ガラのだしも糖質はゼロなので上手に利用したい。

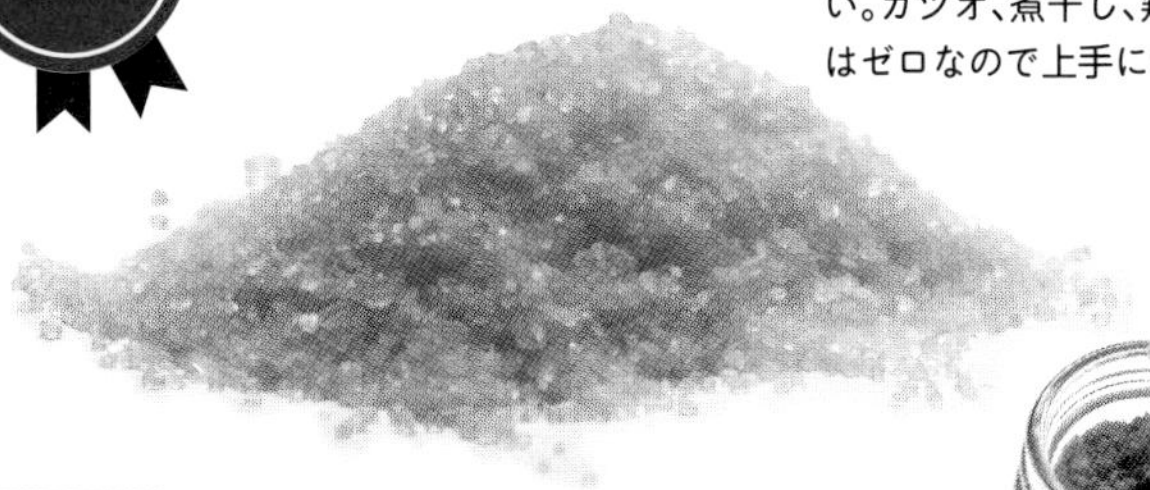

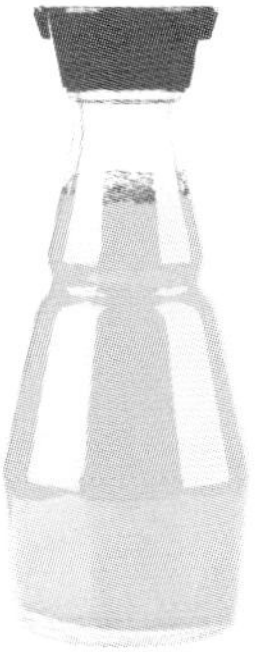

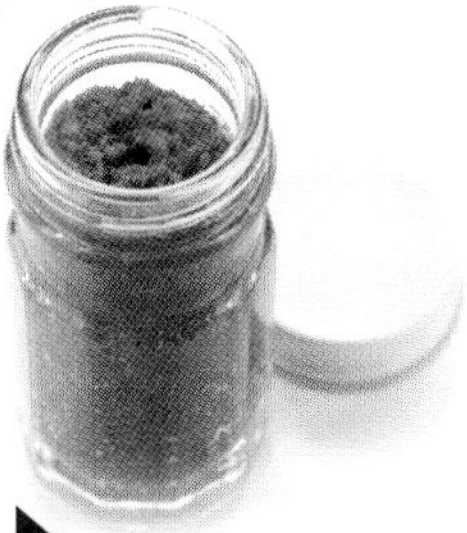

オススメ

薄口しょうゆ

濃口しょうゆと薄口しょうゆを比べると、小さじ１あたりの糖質量は濃口しょうゆ＝0.5グラム、薄口しょうゆ＝0.4グラムと、わずかに薄口しょうゆのほうが少ない。

オススメ

柚子コショウ

柚子の香りが食品の味を引き立ててくれる。ソースの代わりに使えば糖質を抑えられる。

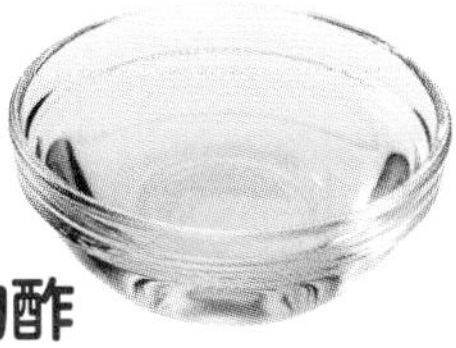

オススメ

穀物酢

大さじ１あたりの米酢の糖質量＝1.1グラム、穀物酢=0.4グラムで、穀物酢のほうが圧倒的に少ない。

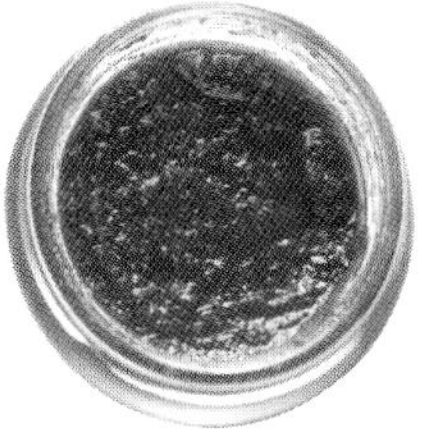

オススメ

豆板醤

辛みのある調味料では、チリペッパーソースよりも豆板醤のほうが糖質量は少ない(小さじ１あたりの糖質量：チリペッパーソース=0.6グラム、豆板醤＝0.2グラム)

NG

甘みを感じる調味料

● **白味噌**　● **コチュジャン**　● **テンメンジャン**
● **ソース**(とんかつ、中濃、ウスター、オイスター)　● **バルサミコ酢**　● **はちみつ**

甘みを感じる調味料は糖質が多いと考えていい。めんつゆ、顆粒タイプのだしの素、固形のコンソメなども糖質が多い。使う際は量に注意すること。

食の知恵 03

甘いお菓子や食品添加物はがんのリスクを高める

栄養学の専門家が「**健康に悪い食品**」の筆頭にあげるのは「**白砂糖（精製した砂糖）**」です。砂糖など糖類の摂りすぎは肥満やⅡ型糖尿病、がんなど多くの疾患を増やしていることは、本書でもお伝えしてきた通りです。近年は、砂糖を加えた食品やドリンク類が乳がんの発症リスクを高めることも報告されています。そもそも「**糖質を制限し、脂質を摂ってケトン体を増やす**」というケトン食の考え方では、砂糖がたっぷり入ったお菓子を推奨することはできません。

また、私たちの身近にあり、**発がん性の疑いが大きいのが**「**食品添加物**」です。加工食品を含め、多くの食品には人工甘味料、着色料、保存料、発色剤など、さまざまな食品添加物が使用されています。発がん性が取り沙汰されながら、なかなか規制が進まない食品添加物。健康被害を避けるためにも、なるべく表示を確かめて、**無添加の食品を選ぶように**しましょう。

食品添加物

亜硝酸ナトリウム（亜硝酸Na）

●用途と問題点

肉や魚の色を保つための発色剤であり防腐剤。単体でも毒性が非常に強い。肉や魚に含まれるアミンと結合して、強い発がん性が出る。安価で便利なために、広く普及している。

●使用されている食品

ハム、ウインナー、ベーコン、サラミ、ビーフジャーキー、明太子、たらこ、いくら、魚肉ソーセージ　など

カラメル色素

●用途と問題点

褐色をつけるための色素。しょうゆ味、ソース味の色、焼き色、カラメル感を出すために使用されている。日本で最も多く使用されている食品添加物のひとつ。製造過程で発がん性が指摘されている4-メチルイミダゾールを生成するとWHO（世界保健機関）が報告している。

●使用されている食品

カップ麺、インスタント麺、カレールウ、レトルトカレー、のりの佃煮、焼き鳥、ソース、焼き肉のたれ、ハンバーグ、肉団子類、スイーツ類、発泡酒　など

タール系色素（赤色104、黄色4など）

●用途と問題点

石油から作られる合成色素。体内で分解されず、長く残る可能性がある。じんましんやアレルギーを起こす可能性も。英国ではメーカーに自主規制が勧告された。

●使用されている食品

かき氷シロップ、アイス、ゼリー菓子、梅干し、福神漬け、紅生姜、梅酢、たくあん、かまぼこ　など

アスパルテーム

●用途と問題点

多くのカロリーオフ商品に合成甘味料として使われている。脳腫瘍、悪性リンパ腫、白血病などのリスクが疑われている。

●使用されている食品

低カロリー飲料、ゼリー、ガム、チョコレート　など

安息香酸ナトリウム（安息香酸Na）

●用途と問題点

防腐剤、防カビ剤として使用される。ビタミンCと反応し、発がん物質であるベンゼンを生成する。

●使用されている食品

栄養ドリンク、炭酸飲料　など

食の知恵 04

「糖類ゼロ」「カロリーゼロ」でも要注意。お酒は蒸留酒がおすすめ

食事で糖質を控えていても、知らないうちに飲み物で糖質を摂っていませんか？**水分は生きていくために必要ですが、そこに糖質は不要**です。水、お茶、砂糖抜きのコーヒーや紅茶を飲みましょう。外で缶コーヒーやペットボトル入りのドリンク類を飲む場合は、特に糖分に気をつけて、無糖タイプのものを選びましょう。甘いジュースや野菜ジュース、スポーツドリンク、**人工甘味料の入ったドリンク類も糖質が多い**ので避けましょう。

お酒を飲むなら、糖質の多い醸造酒（ビール、日本酒、紹興酒）は避けて、糖質が少ない焼酎、ジン、ウォッカ、ウィスキー、ブランデーなどの**蒸留酒を選びます**。ただし、飲みすぎには注意しましょう。

甘いカクテルや甘口のワイン、酎ハイ、梅酒も糖質が多いお酒なので、飲まないように気をつけましょう。

イチオシ

水、お茶、コーヒー(砂糖・フレッシュなし)、紅茶(砂糖・フレッシュなし)

糖質はゼロなので安心して飲める。ただし、お茶、コーヒー、紅茶はカフェインを含むため、飲みすぎには注意が必要。

※フレッシュとは、外食でよく提供されるポーションタイプのミルクのようなもの。水と油脂からできている。

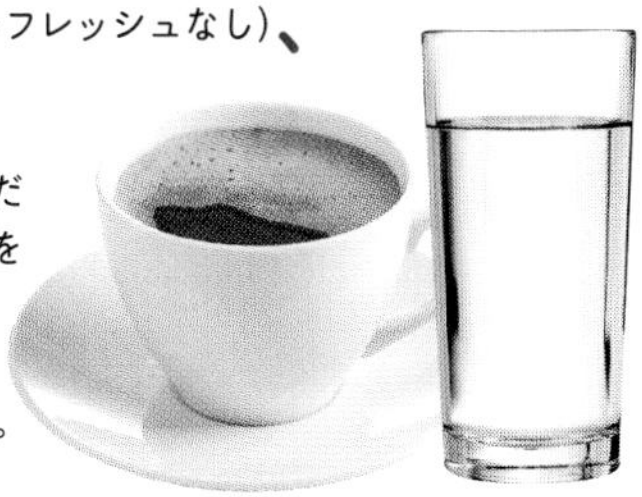

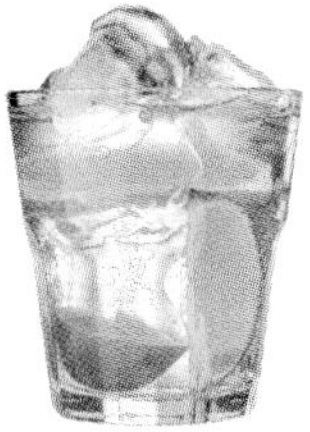

オススメ

焼酎、ジン、ウォッカ　など

蒸留酒は糖質が少ないので、飲むなら醸造酒よりもこれらを選択したい。ただし、ジュースやトニックウオーターなど糖分を含むもので割らないことが大原則。炭酸水、お茶などで割って。

NG

- **ジュース**(果物、野菜を含む市販のもの)
- **ビール**
- **日本酒**
- **紹興酒**
- **甘いカクテル**
- **甘口のワイン**
- **酎ハイ**
- **梅酒**　など

飲んで「甘い」と感じるものは×。果実酒も糖質が含まれているため避ける。

重要! 「糖類ゼロ」「カロリーゼロ」にも注意を!

「糖類ゼロ」という表示のある清涼飲料水やお酒が増えてきました。「糖類ゼロなら大丈夫」と安易に手を出すのは考えもの。「糖類ゼロ」とは糖類(ブドウ糖、果糖)が入っていないだけで、糖質(糖類の他、オリゴ糖やキシリトールなどの甘味料)は入っています。糖質を制限するなら一字違いですが「糖質ゼロ」を選びましょう。
一方、「カロリーゼロ」「ノンカロリー」は、100グラムあたり5キロカロリー未満(飲料の場合は100ミリリットルあたり5キロカロリー未満)であれば表示できることになっています。表示のワナに注意しましょう。

食の知恵 05

外食時の糖質はどうやって減らす？

忙しい毎日の中では自宅で食事が作れない日や、外食する機会もあるでしょう。そこで大量に糖質を摂ってしまわないように、気をつけるポイントがあります。

①**炭水化物はオーダーしない**……丼物やサンドイッチ、麺類などはお店選びの段階で選択肢からはずします。定食などのセットの場合は、ごはんやパンを抜いて注文するか「小盛り」で。あるいはアラカルトでおかずだけを注文します。

②**ソースやドレッシングは別添えにしてもらう**……外食のメニューは味付けが濃く、ソースやドレッシングなどの調味料がたっぷりかかっていることが多いもの。注文するときに別添えにしてもらえば、自分で量を加減できます。

③**和食や中華はメニューを厳選**……和食や中華は砂糖を使った甘い味付けがあったり、片栗粉を使った料理も多いので、メニュー選びは慎重に。和食なら刺身、冷や奴、中華なら青椒肉絲や棒々鶏などがおすすめです。

オススメ

フレンチやイタリアンをチョイス

フランス料理やイタリア料理は砂糖を使った料理がほとんどないうえに、たんぱく質と脂質がしっかり摂れるのでケトン食向き。とはいっても、つけ合わせのいも類やパンは省いて。ピザやパスタももちろんNG。

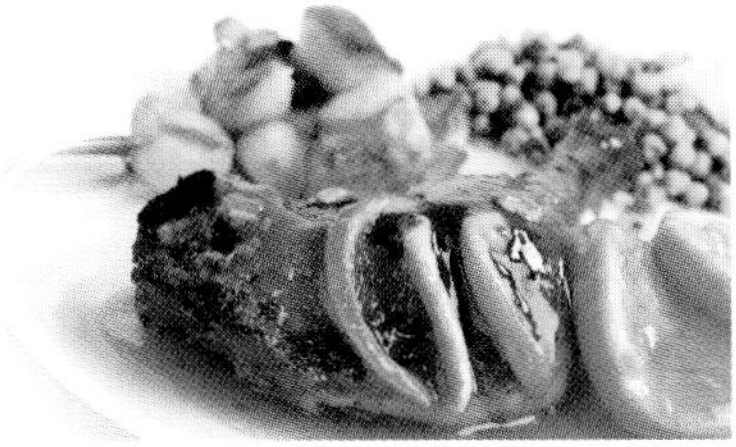

オススメ

居酒屋を活用しよう

メニュー豊富な居酒屋なら、魚介類や野菜を摂りやすい。最近はアボカドを使った料理を出す店も。たんぱく質と野菜を同時に摂れる海鮮鍋などもおすすめ。ただし、選ぶお酒は蒸留酒に。

注意

ファミレスではドリンクバーに注意!

ファミリーレストランはメニューも豊富で、単品でも選びやすいので外食には向いている。ただし、ドリンクバーには注意を。野菜ジュースや甘いジュース、砂糖やミルクたっぷりのカフェオレなど、糖質の多いドリンク類が並んでいる。お茶やブラックコーヒーなど、いつも通りの糖質を含まないドリンクを選んで。

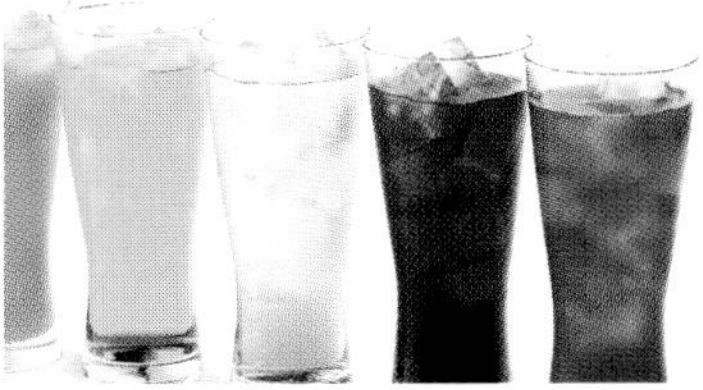

注意

サラダのクルトンやドレッシング

レストランによっては、糖質の多いクルトンなどがトッピングされているサラダもある。また、あらかじめかけられてくるドレッシングにも要注意。メニューをよく見て、摂りたくないものは省いてもらうようにお願いしよう。

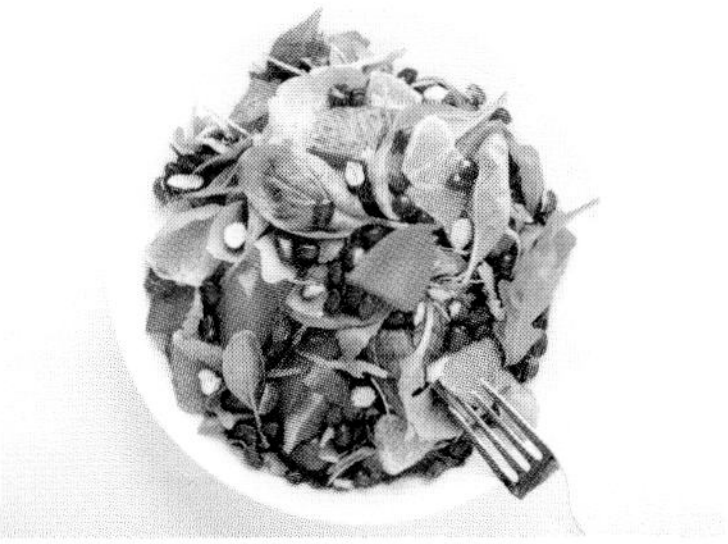

注意

スープも種類に注意!

セットメニューに含まれるスープの種類には注意を。よくあるコーンポタージュは糖質が多いので避けたい。ベストチョイスはわかめのコンソメスープ。

食の知恵 06

コンビニ、スーパーを上手に使いこなそう

おにぎりやサンドイッチ、カップ麺など、コンビニやスーパーではすぐに食べられる手軽な食品が大量に並んでいます。これらの食品はかつて、糖質ばかりが多く不健康なイメージがありました。しかし、今では**ヘルシー志向の消費者に向けて、「低糖質」や「低カロリー」「高たんぱく」などを前面に押し出した食品も増え**、かなり改善されてきています。

とはいえ、食品の鮮度や賞味期限などを保つために、**がんの原因のひとつとして見逃すことができない「食品添加物」**が使用されている商品もまだまだ少なくないのも事実です。

一見、目をひく大きく書かれたキャッチフレーズに惑わされることなく、「原材料表示」や「栄養成分表示」をチェックする習慣をつけ、**糖質や食品添加物が少ないものを選ぶように**しましょう。

NGの食品と食べてもよい食品

✕		○
ポテトサラダ	→	葉物野菜のサラダ
たれ味の焼き鳥	→	サラダチキン
甘い味付けの煮物	→	炒め物
魚の照り焼き・味噌煮	→	魚の塩焼き
おでんの練り物全般	→	おでんの大根、卵、こんにゃく
春雨	→	納豆、枝豆、豆腐

● **その他、素焼きのナッツ類、チーズ、するめ、スモークタン、寒天ゼリーなどもOK。**

食品ラベルを必ずチェック!

加工食品にはすべての原材料を記載した「原材料表示」と「栄養成分表示」をつけることが義務づけられています。食品添加物の種類は「原材料表示」で、100g(または1個)あたりの栄養成分は「栄養成分表示」でチェックできます。糖質の量は「炭水化物量−食物繊維量」で算出し、総量の10%以下のものを選びましょう。右の例では炭水化物9.4gから食物繊維6.8gをひいた2.6gが糖質量です。

〈表示例〉

栄養成分表示（100gあたり）	
エネルギー	143kcal
たんぱく質	12.1g
脂　　質	5.3g
炭水化物	9.4g
食物繊維	6.8g
ナトリウム	247mg

食の知恵 07

サプリメント、栄養補助食品に効果は期待できるのか

世の中には「がんに効く」と謳われたサプリメントや栄養補助食品が多数存在します。使用者の「がんが治った！」というコメントを目にすると、期待したくなる気持ちはわかりますが、**現時点で科学的に証明された「がんを治すサプリ」はひとつもありません**。そういうコメントが多いものこそ、疑ってかかったほうがいいでしょう。

がん細胞の発生原因に、老化による免疫機能の低下や体内の酸化が関わっていることは間違いありません。ですから、**免疫機能強化や抗酸化作用が期待できるサプリや栄養補助食品を使用することは有効**だと考えられます。しかし、むやみに使えば、かえってからだに悪影響を与える恐れもあります。特にがん治療中の人は、そのサプリにどのような成分が含まれているのか、使用している薬と併用しても問題はないのかなど確認する必要があります。サプリなどを使用する場合は、**相互作用に関して知識のある医師や薬剤師に必ず相談**し、指導を受けましょう。

column 8

ケトン食をサポートする
サプリメントにお茶、清涼飲料水、植物発酵エキス

糖質対策をサポートするサプリメントやお茶、足りない栄養素の補給に役立つマルチビタミン、ファイトケミカル豊富で免疫力を高めることに期待できるサプリメント、植物発酵エキスをご紹介します。

メディオン・リサーチ・ラボラトリーズ
メディフコイダンドリンク

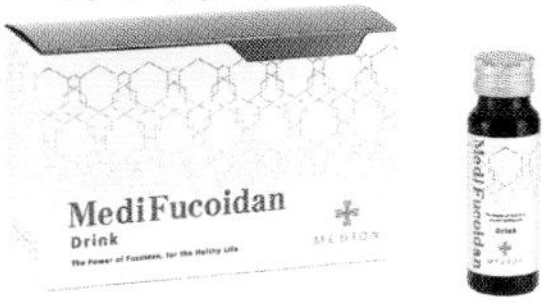

海藻類のぬめりに多く含まれる天然由来成分「フコイダン」。中分子フコイダンの割合が最大濃度になるよう調整。環境汚染が少なくミネラル豊富な好環境で自生する「トンガ王国産モズク」から抽出。

メディオン・リサーチ・ラボラトリーズ
ミトコン サプリ

02 SOD サポート

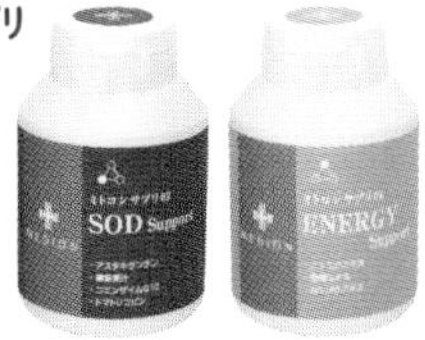

04 ENERGY サポート

02 サプリにはアスタキサンチン、棘梨果汁、コエンザイムQ10、トマトリコピン等、SOD酵素活性が高い成分を含有。04 サプリにはニンニクエキス、生姜エキス、カンゾウエキスを含有。ミトコンドリアを鍛え活性化する目的の設計に。

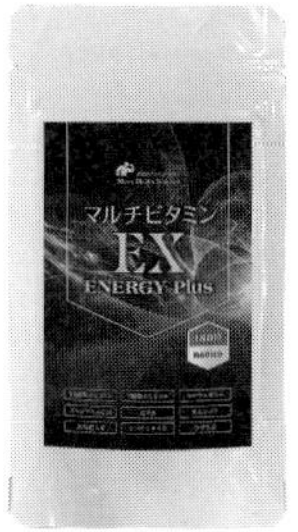

バブルスター
LOHAStyle
マルチビタミンEX＋Energy

日本人の栄養所要量(食事摂取基準)をベースに1日のビタミン11種を選出。亜鉛など7種類のミネラルと、ロイヤルゼリーや黒にんにく、ヒハツエキス末等の滋養・活力素材7種も含有。

たかくら新産業
だいじょうぶなもの
有機植物発酵エキス

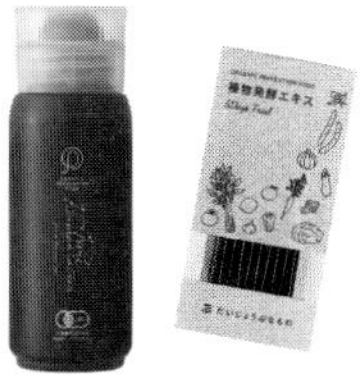

旬の有機JAS認定の原料のみ使用。原料選定は、US国立癌研究所(NCI)「デザイナーフーズ」に準拠し、免疫力を高める野菜を中心に32種を選択。有機植物発酵エキス100%。非加熱加工、日本人のための酵母による発酵。

バブルスター LOHAStyle
サラシアpremium

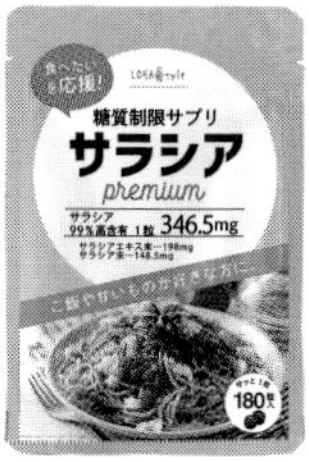

サラシア量1粒346.5mg配合の高品質サプリ。サラシアを凝縮したサラシアエキスとサラシア、2種類のサラシアを使うことで大事な成分を逃がさず使用。錠剤に必要な賦形剤不使用。糖・脂対策成分が豊富なサラシノールアレチキュラータを使用。

バブルスター LOHAStyle
桑の葉茶
桑の葉premium

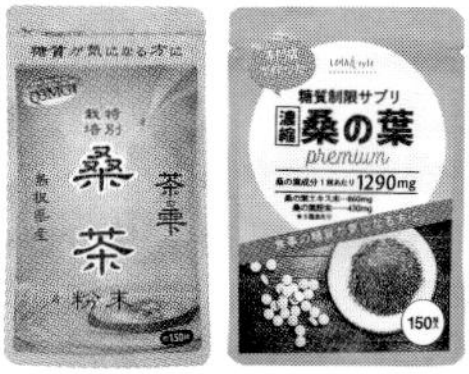

桑の葉茶　桑の葉premium

島根県と島根大学医学部の共同研究で発見された「Q3MG」は糖質対策などの生活習慣健康に良いと話題の成分。桑の葉茶は、桑と難消化性デキストリンをバランスよく配合。桑の葉premiumは桑の葉成分合計1290mg(5粒あたり)配合。

※2023年7月現在の情報です。各お問い合わせ先はP127に記載しています。

主な食品の栄養成分一覧表

各食品のエネルギー、たんぱく質量、脂質量、糖質量、食物繊維量を表にまとめました。目安となる常用量で算出しているので、摂取する際の参考にしてください。

※Tr＝微量、-＝未測定

食品名	目安	常用量(g)	エネルギー(kcal)	たんぱく質(g)	脂質(g)	糖質(g)	食物繊維(g)
パン・麺							
小麦【パン類】食パン	6枚切れ1枚	60	149	5.3	2.5	25.3	2.5
小麦【パン類】フランスパン	1切れ	30	87	2.8	0.4	16.5	0.8
小麦【パン類】ロールパン	1個	30	93	3.0	2.7	14.0	0.6
小麦【うどん・そうめん類】うどん　ゆで	1玉	250	238	6.5	1.0	50.7	3.3
小麦【うどん・そうめん類】そうめん・ひやむぎ　乾	1人分	100	333	9.5	1.1	70.2	2.5
小麦【中華麺類】中華麺　ゆで	1玉	200	266	9.8	1.2	52.8	5.6
小麦【マカロニ・スパゲッティ類】マカロニ・スパゲッティ　乾	1人分	100	347	12.9	1.8	67.7	5.4
そば　干しそば　乾	1人分	100	344	14.0	2.3	63.0	3.7
ごはん							
玄米	1膳	150	228	4.2	1.5	51.3	2.1
精白米　うるち	1膳	150	234	3.8	0.5	53.4	2.3
精白米　水稲全かゆ	1膳	150	98	1.7	0.2	23.4	0.2
いも・でんぷん							
こんにゃく　板こんにゃく　精粉こんにゃく	おでん1食分	50	3	0.1	Tr	0.0	1.1
さつまいも　塊根　皮むき　生	1人分	50	63	0.6	0.1	14.9	1.1
さといも　球茎　生	中1個	50	27	0.8	0.1	5.5	1.1
ながいも　塊根　生	1人分	50	32	1.1	0.2	6.5	0.5
はるさめ　普通はるさめ　ゆで	つけ合わせ1食分	10	8	0.0	Tr	1.9	0.1

※文部科学省『日本食品標準成分表2020年版(八訂)』をもとに作成。

食品名	目 安	常用量(g)	エネルギー(kcal)	たんぱく質(g)	脂質(g)	糖質(g)	食物繊維(g)
豆・大豆製品							
大豆　全粒　国産　青大豆　ゆで	つけ合わせ1食分	50	73	7.5	4.1	1.0	4.0
木綿豆腐	1/2個	150	110	10.5	7.4	0.6	1.7
絹ごし豆腐	1/2個	150	84	8.0	5.3	1.6	1.4
油揚げ　油抜き　生	1枚	30	80	5.5	7.0	Tr	0.3
糸引き納豆	1パック	40	76	6.6	4.0	2.1	2.7
おから　生	1人分	40	35	2.4	1.4	0.9	4.6
豆乳　調製豆乳	コップ1杯	210	132	6.7	7.6	9.5	0.6
種実類							
アーモンド	20粒	20	122	4.1	10.8	1.9	2.2
カシューナッツ　フライ味付け	20粒	50	296	9.9	23.8	10.0	3.4
中国栗　甘栗	10粒	100	207	4.9	0.9	40.0	8.5
くるみ	1個	10	71	1.5	6.9	0.4	0.8
ゴマ　乾	小さじ1	3	18	0.6	1.6	0.2	0.3
ゴマ　いり	小さじ1	3	18	0.6	1.6	0.2	0.4
落花生　大粒種　いり	30粒	40	245	10.0	19.8	3.9	4.6
落花生　バターピーナッツ	40粒	40	244	9.3	21.3	3.5	3.8
野菜類							
アスパラガス　若茎　生	1本	20	4	0.5	0.0	0.4	0.4
えだまめ　生	つけ合わせ1食分	50	63	5.9	3.1	1.9	2.5
オクラ　果実　生	2本	20	5	0.4	0.0	0.3	1.0
カブ　根　皮むき　生	小1個	50	10	0.3	0.1	1.7	0.7
西洋かぼちゃ　果実　生	つけ合わせ1食分	50	39	1.0	0.2	8.5	1.8
カリフラワー　花序　生	サラダ1食分	80	22	2.4	0.1	1.9	2.3
キャベツ　結球葉　生	中葉1枚	60	13	0.8	0.1	2.0	1.1
キュウリ　果実　生	1/2本	50	7	0.5	0.1	0.9	0.6
ゴボウ　根　生	1/3本	60	35	1.1	0.1	5.8	3.4

※Tr = 微量、- = 未測定

食品名	目安	常用量(g)	エネルギー(kcal)	たんぱく質(g)	脂質(g)	糖質(g)	食物繊維(g)
野菜類							
小松菜　葉　生	つけ合わせ1食分	80	10	1.2	0.2	0.4	1.5
ショウガ　根茎　皮なし　生	1かけ	10	3	0.1	0.0	0.5	0.2
ズッキーニ　果実　生	1/2本	100	16	1.3	0.1	1.5	1.3
セロリ　葉柄　生	1/2本	50	6	0.2	0.1	1.0	0.8
大根　根　皮なし　生	つけ合わせ1食分	100	15	0.4	0.1	2.8	1.3
玉ネギ　りん茎　生	つけ合わせ1食分	100	33	1.0	0.1	6.9	1.5
スイートコーン　未熟種子　生	1/2本	100	89	3.6	1.7	13.8	3.0
赤色トマト　果実　生	中1個	150	30	1.1	0.2	5.6	1.5
なす　果実　生	つけ合わせ1食分	80	14	0.9	0.1	2.3	1.8
ニンジン　根　皮なし　生	つけ合わせ1食分	30	9	0.2	0.0	1.9	0.7
ニンニク　りん茎　生	1かけ	10	13	0.6	0.1	2.2	0.6
根深ネギ　葉　軟白　生	つけ合わせ1食分	50	18	0.7	0.1	2.9	1.3
白菜　結球葉　生	中葉1枚	100	13	0.8	0.1	1.9	1.3
青ピーマン　果実　生	1個	30	6	0.3	0.1	0.8	0.7
ブロッコリー　花序　生	つけ合わせ1食分	50	19	2.7	0.3	0.8	2.5
ほうれん草　葉　通年平均　生	つけ合わせ1食分	50	9	1.1	0.2	0.2	1.4
緑豆もやし　生	つけ合わせ1食分	50	8	0.9	0.1	0.6	0.7
レタス　土耕栽培　結球葉　生	つけ合わせ1食分	20	2	0.1	0.0	0.4	0.2
レンコン　根茎　生	つけ合わせ1食分	30	20	0.6	0.0	4.1	0.6
果物類							
アボカド　生	1/2個	80	141	1.7	14.0	1.8	4.5
いちご　生	5粒	80	25	0.7	0.1	5.7	1.1
かき　甘がき　生	1/2個	100	63	0.4	0.2	14.3	1.6
うんしゅうみかん　砂じょう　普通　生	1個	100	49	0.7	0.1	11.1	0.4
グレープフルーツ　白肉種　砂じょう　生	1/2個	150	60	1.4	0.2	13.5	0.9
レモン　全果　生	1/2個	60	26	0.5	0.4	4.6	2.9

食品名	目 安	常用量 (g)	エネルギー (kcal)	たんぱく質 (g)	脂質 (g)	糖質 (g)	食物繊維 (g)
果物類							
キウイフルーツ　緑肉種　生	1個	100	51	1.0	0.2	10.8	2.6
さくらんぼ　国産　生	10粒	60	38	0.6	0.1	8.4	0.7
すいか　赤肉種　生	1/16個	200	82	1.2	0.2	18.4	0.6
日本なし　生	1/2個	100	38	0.3	0.1	10.4	0.9
パインアップル　生	1/6個	180	97	1.1	0.2	22.5	2.2
バナナ　生	1本	100	93	1.1	0.2	21.4	1.1
ぶどう　皮なし　生	1/2房	50	29	0.2	0.1	7.6	0.3
メロン　露地メロン　緑肉種　生	1/4個	100	45	1.0	0.1	9.9	0.5
もも　白肉種　生	1個	170	65	1.0	0.2	15.1	2.2
りんご　皮なし　生	1/2個	100	53	0.1	0.2	14.1	1.4
きのこ類							
えのきだけ　生	汁物1杯分	20	7	0.5	0.0	0.7	0.8
生しいたけ　菌床栽培　生	1枚	20	5	0.6	0.1	0.3	1.0
乾しいたけ	1枚	2	5	0.4	0.1	0.4	0.9
ぶなしめじ　生	汁物1杯分	20	5	0.5	0.1	0.4	0.6
なめこ　株採り　生	汁物1杯分	20	4	0.4	0.0	0.4	0.7
エリンギ　生	1本	60	19	1.7	0.2	1.6	2.0
まいたけ　生	汁物1杯分	20	4	0.4	0.1	0.2	0.7
マッシュルーム　生	1個	20	3	0.6	0.1	0.0	0.4
まつたけ　生	中1本	80	26	1.6	0.5	2.8	3.8
海藻類							
ほしひじき　ステンレス釜　乾	つけ合わせ1食分	10	18	0.9	0.3	0.7	5.2
刻み昆布	つけ合わせ1食分	20	24	1.1	0.1	2.2	7.8
わかめ　原藻　生	つけ合わせ1食分	20	5	0.4	0.0	0.4	0.7
魚介類・加工食品							
真アジ　皮つき　生	1匹	70	78	13.8	3.2	0.1	0.0

※Tr＝微量、-＝未測定

食品名	目 安	常用量(g)	エネルギー(kcal)	たんぱく質(g)	脂質(g)	糖質(g)	食物繊維(g)
魚介類・加工食品							
ウナギ　かば焼き	2切れ	60	171	13.8	12.6	1.9	0.0
カツオ　春獲り　生	刺身5切れ	60	65	15.5	0.3	0.1	0.0
しろさけ　塩ざけ	1切れ	100	183	22.4	11.1	0.1	0.0
サンマ　皮つき　生	1尾	85	244	15.4	21.8	0.1	0.0
クロマグロ　天然　赤身　生	刺身5切れ	60	69	15.8	0.8	0.1	0.0
カキ　養殖　生		15	9	1.0	0.3	0.7	0.0
シジミ　生	汁物1杯分	30	16	2.3	0.4	1.4	0.0
肉類・加工食品							
牛　和牛　もも　脂身つき　生		100	235	19.2	18.7	0.5	0.0
牛【乳用肥育牛肉】　もも　赤肉　生		100	130	21.9	4.9	0.4	0.0
牛　加工品　ローストビーフ	2～3枚	50	95	10.9	5.9	0.5	0.0
豚　もも　脂身つき　生		100	171	20.5	10.2	0.2	0.0
豚　もも　皮下脂肪なし　生		100	138	21.5	6.0	0.2	0.0
豚　ベーコン	1切れ	30	120	3.9	11.7	0.1	0.0
豚　ウィンナーソーセージ	1本	20	64	2.3	6.1	0.7	0.0
鶏　若鶏　むね　皮つき　生		100	133	21.3	5.9	0.1	0.0
鶏　若鶏　もも　皮つき　生		100	190	16.6	14.2	0.0	0.0
鶏　若鶏　ささみ　生		100	98	23.9	0.8	0.1	0.0
鶏卵　全卵　生	1個	50	71	6.1	5.1	0.2	0.0
乳製品							
普通牛乳	コップ1杯	210	128	6.9	8.0	10.1	0.0
加工乳　低脂肪	コップ1杯	210	88	8.0	2.1	11.6	0.0
クリーム　乳脂肪	1/2パック	100	404	1.9	43.0	6.5	0.0
クリーム　植物性脂肪		100	353	1.3	39.5	3.3	0.0
ヨーグルト　全脂無糖	1食分	100	56	3.6	3.0	4.9	0.0
ナチュラルチーズ　パルメザン		10	45	4.4	3.1	0.2	0.0

食品名	目安	常用量(g)	エネルギー(kcal)	たんぱく質(g)	脂質(g)	糖質(g)	食物繊維(g)
アルコール類							
清酒　普通酒	1合	180	193	0.7	Tr	8.8	0.0
ビール　淡色	1缶	353	138	1.1	0.0	10.9	0.0
発泡酒	1缶	353	155	0.4	0.0	12.7	0.0
ブドウ酒　白	ワイングラス1杯	100	75	0.1	Tr	2.0	-
ブドウ酒　赤	ワイングラス1杯	100	68	0.2	Tr	1.5	-
焼酎　連続式蒸留焼酎	1合	180	365	0.0	0.0	0.0	0.0
焼酎　単式蒸留焼酎	1合	180	259	0.0	0.0	0.0	0.0
ウィスキー	グラス1杯	30	70	0.0	0.0	0.0	0.0
ブランデー	グラス1杯	30	70	0.0	0.0	0.0	0.0
ウオッカ	グラス1杯	30	71	0.0	0.0	Tr	0.0
ジン	グラス1杯	30	84	0.0	Tr	0.0	0.0
ラム	グラス1杯	30	71	0.0	Tr	0.0	0.0
調味料							
みりん　本みりん	小さじ1	6	14	0.0	Tr	2.6	-
ウスターソース	小さじ1	6	7	0.1	0.0	1.6	0.0
中濃ソース	小さじ1	6	8	0.0	0.0	1.8	0.1
濃厚ソース	小さじ1	6	8	0.1	0.0	1.8	0.1
濃口しょうゆ	小さじ1	6	5	0.5	0.0	0.5	Tr
固形ブイヨン	1個	4	9	0.3	0.2	1.7	0.0
めんつゆ　ストレート	1食分	100	44	2.2	0.0	8.7	-
ポン酢しょうゆ	小さじ1	5	2	0.2	0.0	0.4	0.0
トマトケチャップ	小さじ1	5	5	0.1	0.0	1.3	0.1
和風ドレッシング ノンオイルタイプ	大さじ1	15	12	0.5	0.0	2.4	0.0
マヨネーズ　低カロリータイプ	大さじ1	15	39	0.4	4.2	0.4	0.1
米みそ　淡色辛みそ	大さじ1	18	33	2.3	1.1	3.0	0.9
カレールウ	1食分	25	119	1.6	8.5	9.6	1.6

旬の野菜年間カレンダー

新鮮な野菜が味も濃く、栄養も豊富に。ファイトケミカルは旬の野菜に多く含まれます。

野菜名	1月	2月	3月	4月	5月	6月	7月	8月	9月	10月	11月	12月
春												
新玉ねぎ			■	■	■							
パセリ			■	■								
セリ			■	■								
たけのこ				■	■							
みつば			■	■	■							
じゃがいも			■	■							■	■
チンゲンサイ			■	■						■	■	
キャベツ			■	■	■						■	■
にら			■	■	■							
きぬさや			■	■	■	■						
グリーンピース				■	■	■						
さやえんどう				■	■	■						
にんにく					■	■	■	■				
アスパラガス					■	■						
夏												
トマト						■	■	■				
なす						■	■	■	■			
さやいんげん						■	■	■	■			
ゴーヤ						■	■	■				
ピーマン						■	■	■				
しそ						■	■	■	■			
とうもろこし							■	■				
モロヘイヤ							■	■				
オクラ							■	■	■			

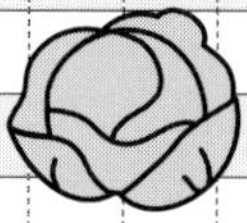

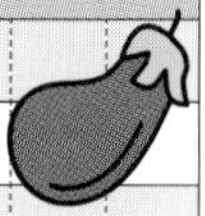

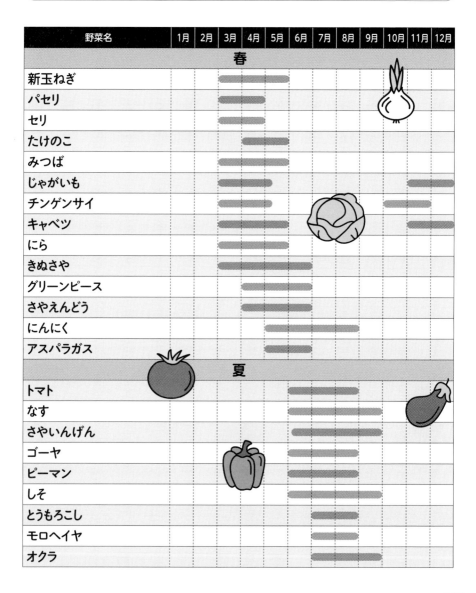

野菜名	1月	2月	3月	4月	5月	6月	7月	8月	9月	10月	11月	12月
夏												
カボチャ							●	●	●	●	●	●
ししとう							●	●	●			
とうがん							●	●	●			
とうがらし								●	●	●		
秋												
にんじん	●	●							●	●	●	●
長ねぎ	●	●									●	●
ごぼう				●	●	●					●	●
ブロッコリー	●	●	●								●	●
まいたけ									●	●		
しいたけ				●	●					●	●	
えのきだけ										●	●	
山芋	●	●									●	●
大根	●	●									●	●
白菜	●	●									●	●
芽キャベツ	●	●									●	●
さといも									●	●	●	●
冬												
カリフラワー	●	●	●								●	●
かぶ	●	●									●	●
春菊	●	●									●	●
れんこん	●										●	●
ほうれん草	●	●									●	●
小松菜	●	●										●
水菜	●	●	●									●
セロリ	●	●	●	●								●
みょうが	●	●	●	●								●
菜の花	●	●	●									
年中												
もやし	●	●	●	●	●	●	●	●	●	●	●	●

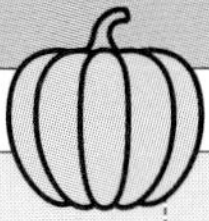
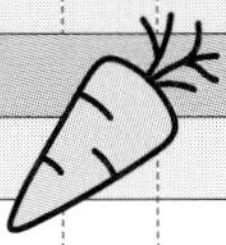

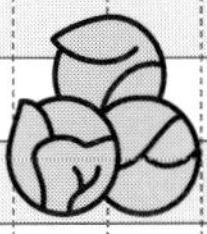
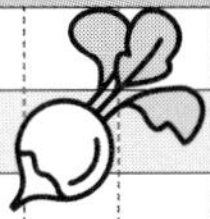
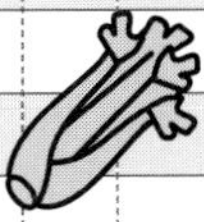

ケミカル

ファイトケミカルの分類

ファイトケミカルは大きく6つのカテゴリーに分けられます。種類と多く含まれる食品を記載しています。

- ポリフェノール ※P122参照
  - フラボノイド
    - アントシアニン（ブドウの果皮、赤ワイン、イチゴ、ブルーベリー、チェリー、黒豆、赤シソ、紫芋）
    - プロアントシアニジン（ブドウの種子、松皮エキス、クランベリー）
    - イソフラボン（大豆、きなこ、もやし、モズク）
    - フラボン
      - アピイン（セロリ）
      - ルテオリン（ピーマン、セロリ、カモミール）
      - ノビレチン（シークワーサー）
    - フラボノール
      - ルチン（ソバ、イチジク）
      - ケルセチン（タマネギ、リンゴ、ソバ）
      - ケンペロール（茶、ブロッコリー）
      - ミリセチン（ブドウ、ベリー）
      - フィセチン（イチゴ）
    - フラバノール
      - カテキン（緑茶、抹茶、小豆、チョコレート）
      - エピカテキン（緑茶）
      - エピガロカテキン（緑茶）
      - テアフラビン（紅茶、ウーロン茶）
      - テアルビジン（紅茶）
    - フラバノン
      - ヘスペリジン（柑橘果皮）
      - ナリンギン（グレープフルーツ、ハッサク）
  - 非フラボノイド
    - カフェ酸誘導体
      - クロロゲン酸（コーヒー）
      - フェルラ酸（コーヒー、米ぬか）
    - ロズマリン酸（シソ、ローズマリー）
    - リグナン類
      - セサミン（ゴマ）
      - セサモリン（ゴマ）
      - セサミノール（ゴマ）
    - スチルベノイド
      - レスベラトロール（ブドウの果皮、ワイン、ピーナッツ）
    - ジンゲロール、ショウガオール（ショウガ）
    - クルクミン（ウコン）

- グルコラファニン（スルフォラファン：ブロッコリーの新芽、キャベツ、カリフラワー）
- シニグリン（アリルイソチオシアネート：カラシ、西洋ワサビ、ワサビ）

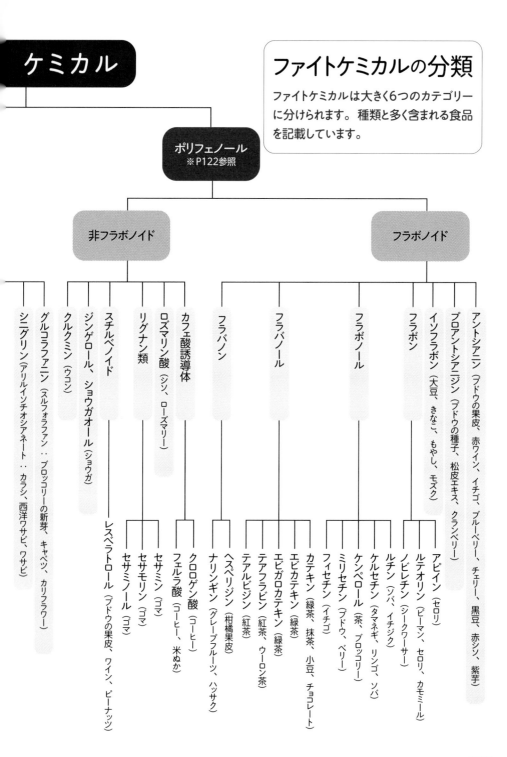

ファイト

phytochemical

植物が紫外線や有害物質から身を守るためにつくり出した物質

- 香気成分
  - リモネン（柑橘類）
  - オイゲノール（バナナ）
- アミノ酸類
  - グルタチオン（アスパラガス、レバー、かき、パセリ、ブロッコリー）
  - タウリン（イカ、タコ、魚介類）
- 糖質関連物質
  - ペクチン（リンゴ）
  - フコイダン（コンブ、ノリ、ヒジキ、ワカメ、モズク）
  - β-グルカン（シイタケ、マイタケ、ナメコ、エリンギ、キクラゲ）
- カロテノイド ※P122参照
  - フコキサンチン（ワカメ、コンブ、ノリ）
  - ゼアキサンチン（トウモロコシ、ネクタリン、パパイア、モモ、柿）
  - ルテイン（カボチャ、ケール、ホウレンソウ、ブロッコリー）
  - カプサンチン（赤ピーマン、パプリカ、トウガラシ）
  - アスタキサンチン（エビ、カニ、サケ、マス、タイ、イクラ、藻類）
  - リコピン（トマト、柿、スイカ）
  - β-クリプトキサンチン（柑橘果皮）
  - β-カロテン（ニンジン、ノリ、トウガラシ、ワカメ、ニラ、シュンギク、カボチャ）
  - α-カロテン（ニンジン、ノリ、トウガラシ、アプリコット）
- イオウ化合物 ※P122参照
  - システインスルホキシド類
    - メチイン（メチルシステインスルホキシド：ニラ）
    - イソアリイン（イソアリルシステインスルホキシド：タマネギ、長ネギ）
    - アリイン（インドールイソチオシアネート：ハクサイ）
  - グルコシノレート（イソチオシアネート）
    - グルコブラシン（インドールイソチオシアネート：ハクサイ）
    - メチルスルフェニルブチル
      - ブチルイソチオシアネート（キャベツ）
      - フェニルイソチオシアネート（キャベツ）
    - ワサビイソチオシアネート（ワサビ）

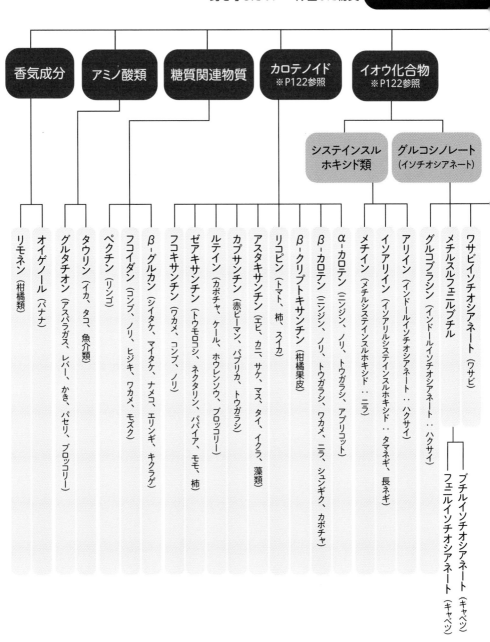

強い抗酸化作用が特長、代表的なファイトケミカル

3

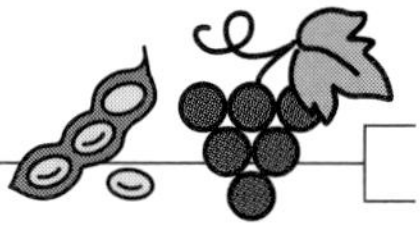

ポリフェノール

Polyphenol

ポリフェノールは植物の色素や苦み成分で、強い抗酸化作用が特長です。ビタミンCやビタミンEなどと同様に活性酸素やフリーラジカルによる酸化を防ぐ効果があります。天然物と合成物(酸化防止剤として開発されたもの)があり、天然物だけでも8000種類以上が存在します。なかでもフラボノイドには抗炎症、抗菌、抗ウイルス作用があることが昔から知られており、抗がん作用を期待されています。他にも、骨のカルシウム維持に役立つイソフラボンやコレステロールの吸収を抑制し、脂肪を消費しやすくするカテキン、脂肪の蓄積を抑えるクロロゲン酸、血中LDLコレステロールを減らすことを助けるセサミン、脂肪分解酵素を活性化させるケルセチンなど、特徴的な機能をもっているものが多数あります。

上手な摂り方は、①「皮ごと食べる」ポリフェノールが豊富なのは、野菜や果物の皮。皮ごと食べられる調理法で。②「こまめに摂取」ポリフェノールは水に溶けやすいので長時間の効果は持続しません。一度にたくさん摂るより、3、4時間ごとに摂るほうが効果的です。③「食卓の彩り豊かに」ポリフェノールは色素成分。多彩な色を意識して食材を選ぶと、おのずとたくさん摂取できます。

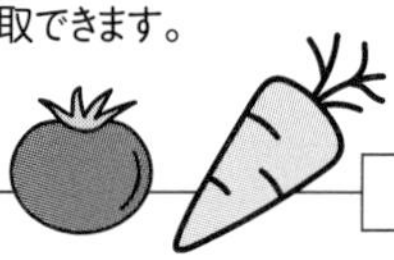

カロテノイド

Carotenoid

カロテノイドは植物性食品の鮮やかな色素成分です。野菜や果物、海藻などに多く含まれ、特に抗酸化作用が注目されています。活性酸素を消去する力が強く、免疫細胞を活性化して免疫力を高めます。脂質などの酸化防止に役立つことも知られています。なかでもα-カロテン、β-カロテン、β-クリプトキサンチンは体内でビタミンAに変化する特性をもち、皮膚の粘膜やバリア機能を強化し、ウイルスや細菌への抵抗力、感染予防力を高めることが知られています。

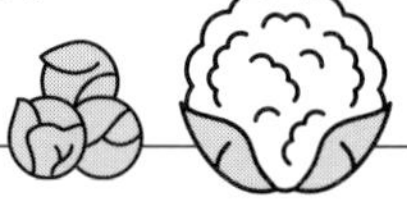

イオウ化合物

Sulfur compounds

イオウ化合物は硫黄(S)を含む化合物の総称で、野菜がもつ独特のにおい成分のこと。強い抗酸化作用があり、がんや動脈硬化をはじめとし、さまざまな病気の原因となる活性酸素やフリーラジカルの消去に役立つとされています。アブラナ科の野菜(キャベツ、大根、白菜、カリフラワー、芽キャベツ、わさび、からしなど)や、ユリ科ネギ属の野菜(にんにく、長ネギ、玉ねぎ、ニラなど)は、切ったりすりおろしたりして組織が壊れるとミロシナーゼやアリイナーゼといった酵素によって、特有のにおい成分が生成されます。なかでも、ブロッコリーの新芽やキャベツ、カリフラワーなどに含まれるスルフォラファンはがん予防効果が期待されています。大根やわさびの辛み成分、イソチオシアネートは殺菌作用があり、玉ねぎに代表される目につんとくるイソアリインも抗酸化作用が強いことで知られています。

福田式ケトン食スープ Q&A

「ケトン食スープ」について、よくある質問を集めてみました。
一読して不安を解消し、安心して始めてください。

Q1 ケトン食スープでほんとうにがんが予防できるなら、積極的に食事に取り入れたいと思います。食事はそれほどがんの発生率に影響するのでしょうか？

A1 食品には生体機能を調節する働きがあり、食事でがんの3分の1を予防できるといわれています

食品には3つの機能があります。第1はエネルギーや栄養素の供給源としての役割(一次機能)、第2に味、香り、見た目など嗜好を刺激する働き(二次機能)、そしてからだの働きを調節する機能(三次機能)です。

従来は栄養源と食べる楽しみの2つが重視されていましたが、最近の研究では、食品には免疫系や内分泌系などのさまざまな生体機能に対して、調節する働きをもつ成分が含まれていることがわかってきました。その中には**「抗酸化作用」や「抗炎症作用」などによって、がんや心臓疾患などを予防する成分も見つかっています。**このような薬効をもった植物由来の天然成分を**「ファイトケミカル」**といい、**野菜の健康作用の多くはファイトケミカルが関与**しています。ファイトケミカルをしっかり摂れば、病気の予防、治療、病後の回復にも効果が期待できます。たとえば、**がんの3分の1は食事で改善できるといわれています。**

Q2 主食のごはんやパンが大好きで、減らすのはとてもつらいのですが……。

A2 糖質依存から脱却するチャンスです

人が快感を感じる仕組みは脳の中にあり「脳内報酬系」と呼ばれています。ここは欲求が満たされたときに活性化し、その人に快感を与える神経系です。脳内報酬系を活性化して依存症になる薬物は、しだいに摂取量が増えたり、その薬物の摂取を渇望したりすることが特徴です。**実は糖質も甘味も、薬物依存と同じ作用が明らかに**なっています。快感を求めて糖質や甘味を摂ろうとして、しだいに量が増え、**摂取しないとイライラするなどの禁断症状**が出てきます。これは薬物依存の治療と同じように、糖質や甘味を絶つことで克服することができます。糖質の多い食事がやめられない人は、**自分が糖質依存になっていることを自覚**しましょう。

その場合、いきなり糖質をやめるのでは挫折してしまうので、まずは**量を減らすことから始めて**はいかがでしょうか。おかわりをしない、小さな茶碗にかえてみるなどして、**一度の食事で食べる量を減らし、次に1日に食べる回数を段階的に減らしていきます。**1日3回の人なら2回に、2回から1回という具合です。焦らず時間をかけて、慣れていくことが成功の秘訣です。

Q3 「ケトン体はからだに悪い」と聞いたことがあります。「ケトン食スープ」を始めてもほんとうに大丈夫でしょうか？

A3 I型糖尿病の人以外、ケトン体は無害。安心して始めてください

血糖値を下げるインスリンが極度に不足すると、血液中のブドウ糖の代謝ができなくなって、極度の高血糖状態になります。すると、体内でたんぱく質や脂肪からケトン体が生成され、どんどん増えていきます。ケトン体は強い酸性なので、血液も酸性に傾きます。そのために起こるのが「ケトアシドーシス」です。アシドーシスは酸性血症ともいいます。脱水症状、吐き気、めまい、ひどい場合は意識障害、昏睡が続いて、最悪の場合は死に至ることもあります。

しかし、この「ケトアシドーシス」が起こるのは、インスリンの分泌がほとんどない「I型糖尿病」が原因であることがほとんどです。一般的な「Ⅱ型糖尿病」の人でも、糖分の多い清涼飲料水などの飲みすぎで、急激な高血糖状態になり、発生することもあります。これが「ペットボトル症候群」です。

糖質制限や断食、絶食状態によって、正常な範囲でケトン体が増えた状態を「ケトーシス」といい、「ケトアシドーシス」とは明確に区別されています。ですから、**何らかの病的な状態が一緒に起こらない限り、ケトン体がからだに悪影響を及ぼすことはありません。ケトン体が毒になるのは、I型糖尿病の場合だけです。**

Q4 体力がなくやせている私に、ケトン食スープは不向きでしょうか？

A4 体力がない人にこそ、ケトン食スープをおすすめします

ケトン食スープは低糖質ですから、ダイエット効果も期待できます。ただ、**糖質を減らした分、良質のたんぱく質と脂質を摂ります。**さらにビタミンやミネラル、食物繊維が豊富な野菜、キノコ類、海藻類もバランスよく摂り、カロリー量をこれまで同様にキープできれば、糖質を減らしても体力が落ちることはありません。むしろ、体脂肪が減り、**増やしたたんぱく質によって筋肉量が増えるため、より丈夫なからだになれる**でしょう。虚弱体質の方こそ、ケトン食スープを試してください。

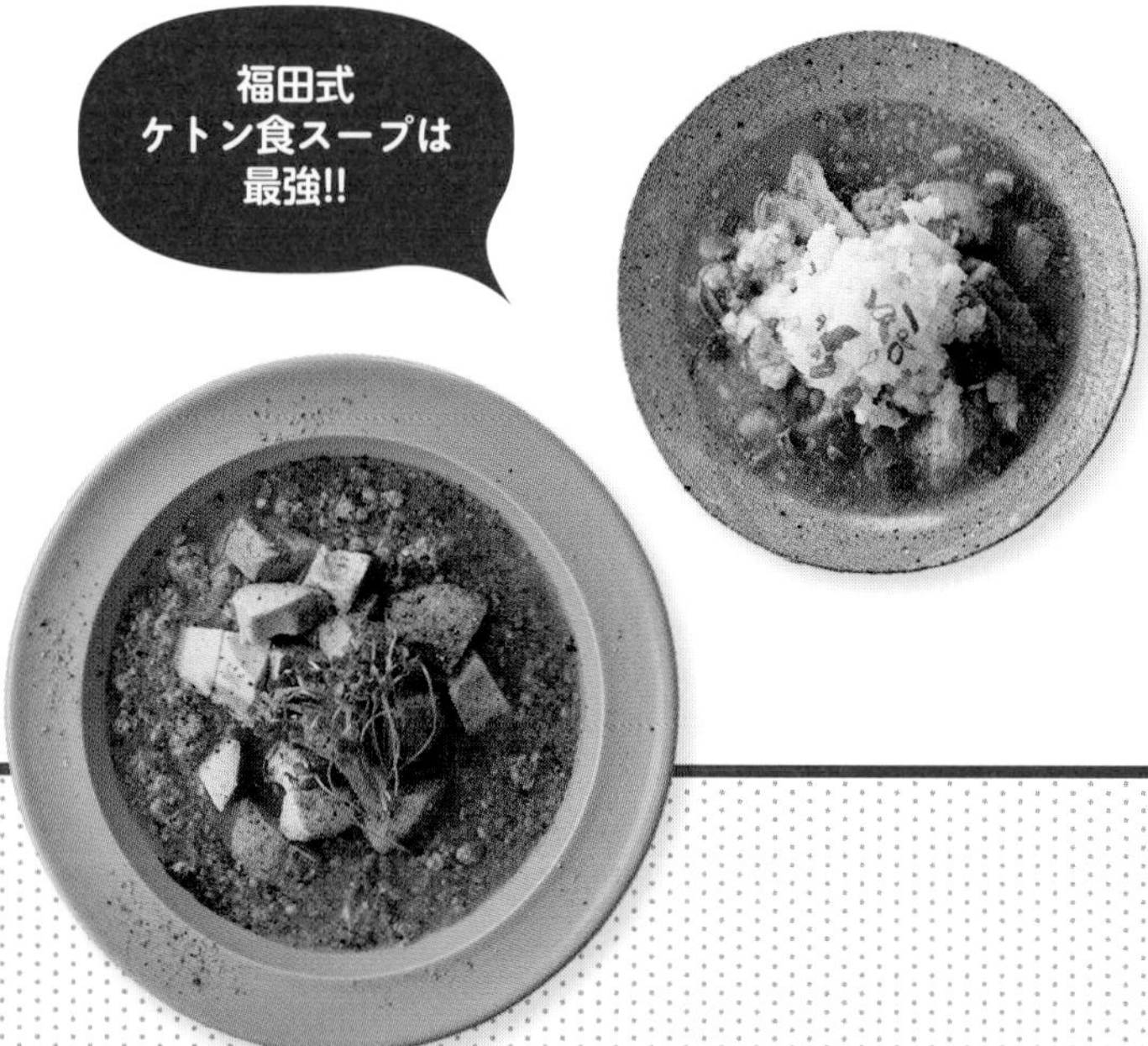

本書掲載商品に関する
お問い合わせ先

iFood
HP https://www.ifood-info.jp/contact/

アンファー
☎ 0120-722-002

勝山ネクステージ
☎ 022-797-4606

ココウェル
☎ 0120-015-572

創健社 お客様相談室
☎ 0120-101-702

たかくら新産業
☎ 0120-828-290

ベースフード（BASE FOOD）
✉ contact@basefood.co.jp

バブルスター
✉ support@bubblestar.jp/

メディオン・リサーチ・ラボラトリーズ
☎ 06-6392-2411

モンテール
☎ 0120-468-823

※2023年7月現在の情報です。

【著者】**福田一典**（ふくだ・かずのり）

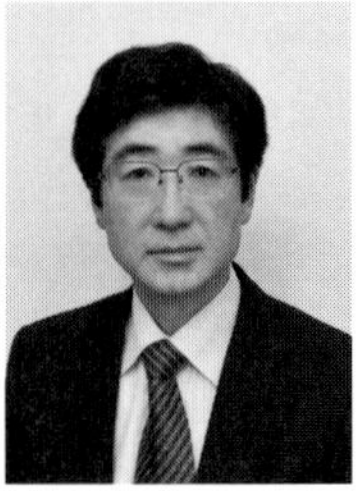

銀座東京クリニック 院長
1953年福岡県生まれ。1978年熊本大学卒業。熊本大学医学部第一外科、鹿児島県出水市立病院外科勤務を経て、久留米大学医学部第一病理学講座助手。
北海道大学医学部第一生化学教室と、米国バーモント大学医学部生化学教室に留学し、がんの分子生物学的研究を行う。株式会社ツムラ中央研究所部長、国立がん研究センター研究所がん予防研究部第一次予防研究室室長、岐阜大学医学部東洋医学講座助教授を経て、2002年5月に銀座東京クリニックを開設し、がんの漢方治療と補完・代替医療を実践している。近著に『がんに効く食事 がんを悪くする食事』『健康になりたければ糖質をやめなさい!』（ともに彩図社）、『がんの名医が実践! ケトン体食事法で健康になる』（祥伝社）、監修書に『福田式　がんを遠ざけるケトン食レシピ 新装版』『福田式　がんに勝つ最強スープレシピ』（ともに小社）などがある。
●銀座東京クリニック HP　1ginzaclinic.com

STAFF
料理／藤沢せりか
栄養計算、レシピ栄養監修／小守直美
撮影／久保寺誠
スタイリング／Southpoint
ブックデザイン／コヤタカズミ
イラスト／BIKKE
校正／遠藤三葉（ディクション株式会社）
執筆協力／中川和子
編集／成田すず江（株式会社テンカウント）、成田泉（有限会社ラップ）

撮影協力／BREAD＆WINE　https://bread-and-wine.com/
画像協力／Shutterstock　https://www.shutterstock.com/
PIXTA　https://pixta.jp/

本書の内容に関するお問い合わせは、お手紙かメール（jitsuyou@kawade.co.jp）にて承ります。恐縮ですが、お電話でのお問い合わせはご遠慮くださいますようお願いいたします。

スープ1杯に抗がんエキス凝縮！
がんに勝つ福田式ケトン食スープ

2023年　8月20日　初版印刷
2023年　8月30日　初版発行

著　　者　福田一典
発 行 者　小野寺優
発 行 所　株式会社河出書房新社
〒151-0051
東京都渋谷区千駄ヶ谷2-32-2
電話　03-3404-1201（営業）
03-3404-8611（編集）
https://www.kawade.co.jp/

印刷・製本　凸版印刷株式会社

Printed in Japan
ISBN978-4-309-29328-8